Parto
Sem Estresse

Com o Método Bonapace

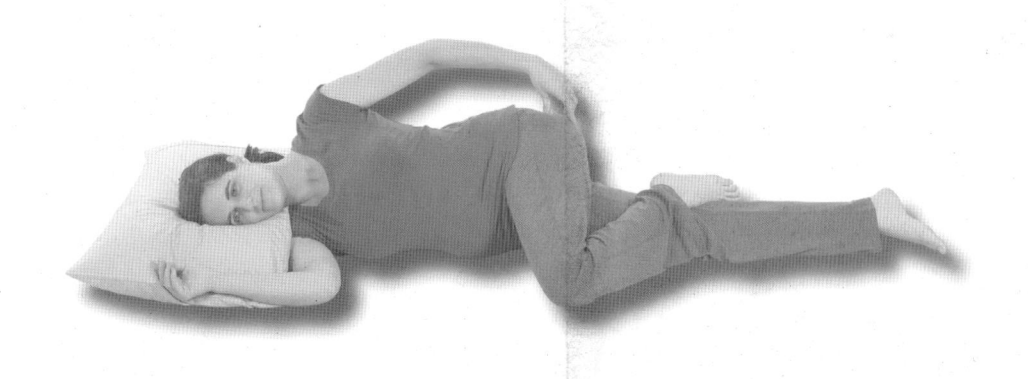

Julie Bonapace

Parto
Sem Estresse

Com o Método Bonapace

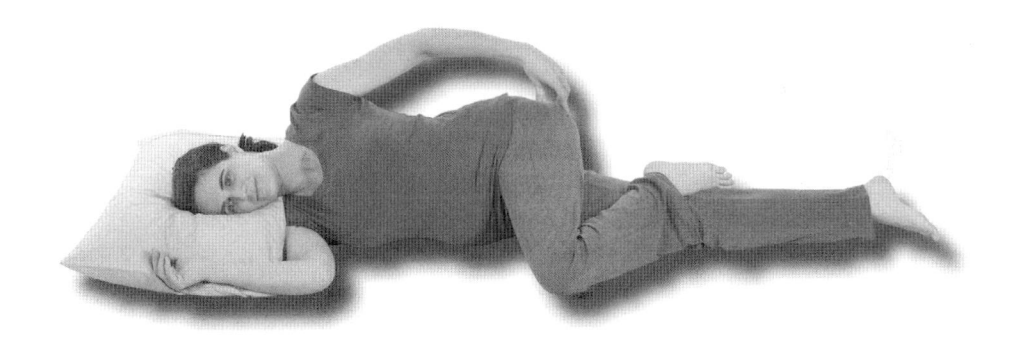

Tradução:
Maria Idalina Ferreira Lopes

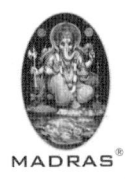

MADRAS®

Publicado originalmente em francês sob o título *Accoucher sans stress avec la méthode Bonapace*, por Les Éditions de l'Homme, uma divisão do Group Sogides, filial do Group Livre Quebecor Media.
© 2009, Les Éditions de l'Homme.
Direitos de edição e tradução para todos os países de língua portuguesa.
Tradução autorizada do francês.
© 2010, Madras Editora Ltda.

Editor:
Wagner Veneziani Costa

Produção e Capa:
Equipe Técnica Madras

Fotos:
Tango

Tradução:
Maria Idalina Ferreira Lopes

Revisão de Tradução:
Jefferson Rosado

Revisão Técnica:
Dr. Fernando Cavalcante Gomes

Revisão:
Arlete Genari
Neuza Rosa

Dados Internacionais de Catalogação na Publicação (CIP)
(Câmara Brasileira do Livro, SP, Brasil)

Bonapace, Julie
Parto sem estresse com o Método Bonapace / Julie Bonapace ; tradução Maria Idalina Ferreira Lopes. – São Paulo : Madras, 2010.
Título original: Accoucher sans stress avec la méthode Bonapace.
ISBN 978-85-370-0634-4

1. Ginástica pré-natal e pós-natal 2. Massagem 3. Método Bonapace 4. Mulheres grávidas – Aspectos psicológicos 5. Mulheres grávidas – Saúde e higiene 6. Parto – Aspectos psicológicos 7. Relaxamento I. Título.
CDD-618.2
10-10886
NLM-QW 100

Índices para catálogo sistemático:
1. Gravidez e parto : Método Bonapace : Medicina : Obras de divulgação 618.2

É proibida a reprodução total ou parcial desta obra, de qualquer forma ou por qualquer meio eletrônico, mecânico, inclusive por meio de processos xerográficos, incluindo ainda o uso da internet, sem a permissão expressa da Madras Editora, na pessoa de seu editor (Lei nº 9.610, de 19.2.98).

Todos os direitos desta edição, em língua portuguesa, reservados pela

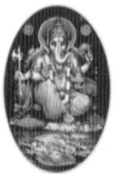

MADRAS EDITORA LTDA.
Rua Paulo Gonçalves, 88 – Santana
CEP: 02403-020 – São Paulo/SP
Caixa Postal: 12183 — CEP: 02013-970
Tel.: (11) 2281-5555– Fax: (11) 2959-3090
www.madras.com.br

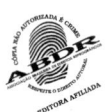

*Para Malika, minha filha,
que contribuiu para transformar este
sonho em realidade.*

Agradecimentos

Agradeço de todo coração à minha amiga e colega parteira francesa, Sylvaine Suire, por seu apoio incondicional, seus conselhos técnicos e sua sabedoria durante a redação desta nova edição. Sua experiência em obstetrícia e em acompanhamento global junto aos pais contribuiu para enriquecer esta obra, principalmente para a tomada de consciência do períneo profundo e para as posições durante o trabalho de parto e o parto.

Um agradecimento especial a Lysane Lemire, formadora e amiga, e ao meu marido. Lawrence Thériault. Graças ao entusiasmo deles e à sua alegria de viver, eles me ajudam a manter o rumo naquilo que é importante na vida.

Finalmente, obrigada a Joanne Steben, enfermeira e formadora no Centro hospitalar da Universidade de Montreal, bem como a todos os formadores e pais que me permitem assisti-los para fazer do nascimento um acontecimento feliz.

Índice

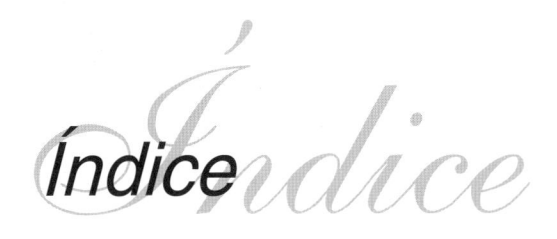

Prefácio 11
Introdução 13

Capítulo 1
    A preparação 19
    Posturas durante a gravidez 21
    Exercícios durante a gravidez 28
    Soluções para certos problemas 40
    O acompanhamento 42

Capítulo 2
    A modulação da dor 45
    A dor do parto 46
    Intervenções farmacológicas 48
    Intervenções não farmacológicas 50

Capítulo 3
    O parto 57
    Desenrolar do trabalho de parto 58
    Evolução do trabalho de parto 61

Capítulo 4
    As respirações 67
    Preparação para as respirações 68
    As diferentes respirações 69

Capítulo 5
    Movimentar 73
    Movimentar durante o trabalho de parto ativo 74
    Posições no momento do nascimento 87

Capítulo 6

As massagens 93
Massagens não dolorosas 95
Massagens dolorosas 99
Sumário das massagens não dolorosas 106
Sumário das massagens dolorosas 107
Não se esqueça 109

Capítulo 7

O relaxamento 111
Desativar o medo 112
Posições de relaxamento 113
Métodos básicos de relaxamento 114

Capítulo 8

As imagens mentais 119
Tomar consciência das mensagens recebidas 121
Modificar as mensagens 121
O que imaginar 122
Exercícios de imagens mentais 124
Epílogo 131
Quadro síntese dos estágios, contrações,
respirações, posições, massagens 133
Anexo 139
A mala da mãe 139
Mala do bebê 139
Mala do companheiro 139
Enxoval do bebê 140

Glossário 141

Prefácio

Julie Bonapace concebeu um método inovador de preparação para o parto e de controle da dor. Desde 1989, ela ensina este método que já é reconhecido em todo o mundo. Em consonância com as recomendações da Organização Mundial da Saúde (OMS) e dos ministérios da Saúde de inúmeros países, ela apresenta a gravidez e o parto como uma experiência humana marcante cujo caráter natural deve ser preservado, sem deixar de lado os progressos científicos.

Julie Bonapace elaborou esse método para facilitar o trabalho de parto da mãe e tornar o seu parto mais satisfatório, mas também para promover a participação do pai nessa etapa da vida, para que ele se apegue a seu filho, sinta-se envolvido em seu desenvolvimento e esteja presente. De fato, o período pré-natal permanece sendo uma etapa crucial para criar e desenvolver a relação de vínculo da criança com a mãe e o pai.

É com grande orgulho que, desde maio de 2000, no hospital Saint-Luc, o Centro hospitalar da Universidade de Montreal ensina o *método Bonapace*. A cada ano, 150 casais tiram proveito de um ensinamento e de um acompanhamento estruturados, sob a direção de nossa enfermeira, a senhora Johanne Steben, formada nesse excelente método de preparação para o nascimento.

Os profissionais de nosso centro, enfermeiras e médicos, reconhecem que as mulheres que dão à luz com o *método Bonapace* conhecem melhor a evolução do parto, estão mais descontraídas e gerenciam a dor com maior eficácia.

Além do mais, observamos que os casais envolvidos no procedimento participam muito mais do parto de seu filho. Eles não parecem desamparados e muitas vezes se sentem úteis e orgulhosos de sua contribuição a esse acontecimento feliz, ainda mais porque a sua ajuda é primordial no gerenciamento da dor de sua parceira.

Também demonstramos que o acompanhamento eficaz durante o parto permite diminuir as intervenções obstétricas, como as peridurais (ou epidurais), os partos assistidos e as cesarianas. Em breve, estudaremos o impacto do *método Bonapace* nessas intervenções.

Todos os profissionais de nosso centro recomendam entusiasticamente aos casais o aprendizado do *método Bonapace* para o gerenciamento dessa maravilhosa mas angustiante aventura que é o nascimento de seus filhos.

Marie-Josée Bédard, M.D., F.R.C.S. (C)
Chefe do departamento de ginecologia e obstetrícia
Centro hospitalar da Universidade de Montreal

Introdução

Se você está esperando um filho, várias questões surgem em sua mente. O período de gravidez lhe oferece o tempo de responder a várias delas.

Uma abundante documentação descreve o período de transição que é o nascimento. As sessões pré-natais informam sobre os hábitos de vida que devem ser adotados – a alimentação da mãe e do bebê, as mudanças fisiológicas e psicológicas, o aleitamento e os cuidados que devem ser dados ao recém-nascido.

Os programas específicos de gerenciamento da dor são raros e o lugar que o pai ocupa nessa preparação muitas vezes é mínimo. No entanto, o apoio no gerenciamento da dor permite ao pai que se dedique plenamente durante a gravidez e o parto, por meio da prática de diferentes técnicas de preparação para o nascimento.

As pesquisas científicas demonstram o impacto positivo nos pais de uma preparação adequada. De fato, as mulheres que gerenciam bem a dor do parto consomem menos medicamentos e são mais atentas.[1] Essa situação favorece a relação entre a mãe e o bebê[2] e permite ao pai representar um papel dinâmico ao lado de sua companheira.[3] A satisfação de cada membro do casal é maior e a passagem para o papel de pais se opera mais facilmente.[4]

Os pais que foram treinados participam muito mais dos cuidados do bebê do que os pais que

---

1. Hughey, M. J., McElin, T. W. e T. Young, "Maternal and Fetal Outcomes of Lamaze-Prepared Patients", *Obstetrics & Gynecology*, 51, 6 (1978), p. 643-647.
2. Doering, S. G. e D. R. Entwisle, "Preparation during pregnancy and ability to cope with labor and delivery", *American Journal of Orthopsychiatry*, 45, 5 (1975), p. 825-837.
3. Nicholson, J., Gist, N. F., Klein, R. P. e K. Standley, "Outcomes of father involvement in pregnancy and birth", Birth, 10, 1 (1983), p. 5-9.
4. Markman, H. J. e F. S. Kadushin, "Preventive effects of Lamaze training for first-time parents: A short-term longitudinal study", *Journal of Consulting and Clinical Psychology*, 54, 6 (1986), p. 872-874.

não o foram.⁵ E o fato de representar um importante papel durante a gravidez e o parto confirma a importância do pai no nascimento de sua família. Sua autoestima é reforçada e as relações pai-mãe e pai-filho são mais fortes. Quanto mais a relação do casal é boa, melhor é o vínculo pai-filho.⁶

Vários fatores socioeconômicos influenciam o ambiente no qual nascem e crescem nossos filhos. Além do mais, as mulheres ocupam uma ampla parte do mercado de trabalho, a pressão para ser atuante no trabalho, na sociedade e na família é grande, e as taxas das separações e dos divórcios é alta. Muito evidentemente, essas rupturas muitas vezes afetam os filhos que convivem com a divisão da guarda ou em famílias recompostas. Esses filhos vivem sob dois tetos, com pais que muitas vezes escolhem novos cônjuges.⁷ Ora, uma experiência satisfatória no parto ajudará o casal a criar uma atmosfera propícia para o desenvolvimento do filho.

O método Bonapace oferece ao casal uma oportunidade de vivenciarem juntos o nascimento da família. Ele ajuda a desenvolver em cada um as habilidades e as competências exigidas para dominar a sua dor. Essa dor pode reforçar a cumplicidade dos companheiros. Em troca, essas competências valorizam o fato de se tornarem pais.

Por essa razão, o método Bonapace não é uma panaceia. Ele visa prevenir os sintomas antes do aparecimento das complicações, e, ao lado de uma comunicação eficaz, contribui para fazer do nascimento uma experiência satisfatória.

Pesquisas científicas sobre esse método foram conduzidas na Universidade de Quebec em Abitibi-Témiscamingue.* Os resultados são conclusivos: as mulheres formadas no método Bonapace sentem menos dor do que as que seguiram outros métodos.

Com os métodos convencionais, as mulheres experimentam de 0 a 30% menos dores do que as mulheres sem preparação,⁸, ⁹ uma leve diminuição, levando-se

---

5. Wente, A. S. e S. B. Crockenberg, "Transition to fatherhood: Lamaze preparation, adjustment difficulty and the husband-wife relationship", *Family Coordinator*, Outubro 1976, p. 315-357.
6. Weaver, R. H. e M. S. Cranley, "An exploration of paternal-fetal attachment behavior", *Nursing Research*, 32, 2 (1983), p. 68-72.
7. A autora agiu como mediadora familiar durante vários anos, delegada pelo ministério da Justiça do Quebec para assistir os casais na negociação de sua separação.

*N.T.: O Abitibi-Témiscamingue é uma região administrativa da província canadense de Quebec.
8. Melzack, R., Taenzer, P., Feldman, P. e R. A. Kinch, "Labour is still paintful after prepared childbirth training", *Canadian Medical Association Journal*, 125 (1981), p. 357-363.
9. Melzack, R. "Labour pain as a model of acute pain", Pain, 53 (1993), p. 117-120.

em conta o caráter agudo da dor do parto. Em contrapartida, com o método Bonapace, a dor é **reduzida em mais de 45% do que nos métodos convencionais**. Ele torna a dor tolerável.

O objetivo do método Bonapace é preparar o casal para se adaptar harmoniosamente ao período de transição que é o nascimento (mas é preciso notar que ele não proscreve as intervenções médicas). Ele descreve o desenvolvimento do nascimento e ajuda o casal a desenvolver atitudes maleáveis e positivas para vivenciar serenamente a gravidez e o parto. Ele coloca em prática os conhecimentos oferecidos pelos trabalhos científicos e faz o vínculo entre os recursos da medicina moderna e os das medicinas alternativas. Ele reúne todos os participantes e os profissionais em torno de uma mesma causa: fazer do nascimento um acontecimento seguro e feliz.

O **capítulo 1** descreve as bases da preparação antes do nascimento. Seu objetivo é melhorar a qualidade de vida da mulher durante a gravidez e reduzir as intervenções médicas durante o parto.

Nesse capítulo, você aprenderá posturas e massagens que relaxam, reforçam e acalmam o corpo da mulher. Por exemplo, a massagem do períneo e sua incidência sobre as episiotomias: o gerenciamento da dor e seu vínculo com os analgésicos; os exercícios físicos e as posições que favorecem o parto. Você compreenderá como a participação do pai (ou de uma pessoa próxima) favorece a vivência harmoniosa da gravidez e do parto.

O **capítulo 2** explica o fenômeno da dor. Nele os parceiros descobrem as ferramentas para gerenciar a dor durante o parto. Também são descritas as vantagens e os inconvenientes das intervenções farmacológicas e não farmacológicas para aliviar a dor. Além do mais, a neurofisiologia explica como reduzir a dor pela compreensão de suas origens, e propõe mecanismos para modulá-la durante o parto.

O **capítulo 3** aborda o trabalho e o parto de acordo com os pontos de vista da psicologia e da fisiologia. Compreendendo melhor o desenrolar do nascimento, você aumenta o seu poder pessoal. Irá adquirir sobre ele uma visão realista que reduz os medos e as angústias.

O **capítulo 4** aborda uma das técnicas mais eficazes para modular a dor: a respiração. Com base em inúmeros métodos de relaxamento, essa técnica recorre aos centros superiores do cérebro e lhe oferece um bem-estar físico e psicológico.

O **capítulo 5** explica as posições que favorecem o conforto da mulher e o desenrolar do trabalho de parto. Nele você descobrirá os mecanismos que contribuem para tornar eficaz a expulsão do bebê. Quanto ao companheiro, ele encontrará as instruções para facilitar a sua participação.

O **capítulo 6** descreve minuciosamente as massagens: rosto, costas e acupressão. Com a ajuda das zonas reflexas, você poderá modular a dor e prevenir algumas dificuldades do parto.

O **capítulo 7** apresenta uma técnica eficaz para reduzir a dor: o relaxamento. Graças a essa técnica, você poderá relaxar as tensões e aliviar o ciclo medo-tensão-dor.

O **capítulo 8** irá iniciá-la a uma técnica poderosa para aumentar o seu bem-estar durante o parto: as imagens mentais, graças às quais você irá relaxar e se preparar para cada etapa do trabalho de parto. Esta técnica a ajudará também a gerenciar melhor os imprevistos associados ao nascimento. De fato, se você imaginar os roteiros possíveis com calma e confiança, poderá agir de acordo com o desenrolar do trabalho de parto e do parto.

Os benefícios da participação ativa do pai durante a gravidez e o parto são consideráveis. Por esta razão, este método está centrado no casal. Como pai, você aprenderá inúmeras técnicas que o tornarão eficaz na arte de acompanhar e de apoiar a mulher. Uma parte importante deste livro é destinada a você. Todavia, os termos "acompanhante" ou "companheiro" designam qualquer pessoa que acompanha a mulher durante o parto.

Quanto ao lugar do parto, a expressão "centro hospitalar" engloba todos os lugares que os companheiros escolhem para colocar o seu filho no mundo: hospital, casa de nascimentos, clínica de maternidade, etc.

No início de cada capítulo, você encontrará um quadro com os objetivos de cada seção e as ferramentas que devem ser utilizadas para ter sucesso. Outros quadros resumem as noções importantes tratadas no capítulo.

As funções do companheiro e da mulher durante a gravidez e o parto são evidenciadas em todas as seções. Isso permite que cada um compreenda seu papel, suas necessidades e suas expectativas.

Inúmeras figuras e ilustrações facilitam a compreensão dos conceitos. No fim do livro, um glossário define os termos especializados utilizados nesta obra. As notas demonstram a confiabilidade dos diferentes elementos do método. Elas se encontram no decorrer do livro.

O método Bonapace é ensinado em vários países, por formadores certificados e reconhecidos pela autora do método. Participando das sessões de preparação para o nascimento que esses profissionais experimentados ministram, você poderá aprender e praticar os seguintes elementos:

1. Prevenção pré-natal. Exercícios, posturas e massagens para prevenir, reforçar, descontrair e aliviar.
2. Trabalho de parto e parto. As reações fisiológicas e psicológicas durante a gravidez e o parto; a modulação da dor e as técnicas respiratórias.
3. Posições de trabalho de parto e de parto.
4. Preparação física e mental para a prática de técnicas de relaxamento e de imagens mentais.
5. Modulação da dor por meio de massagens leves e pela estimulação das zonas reflexas.
6. Acompanhamento. Apoio, reforço positivo, massagens, respiração, posição e relaxamento.

Dedico este livro às mulheres e aos homens que juntos desejam preparar o nascimento de seus filhos.

Julie Bonapace, M. Ed.

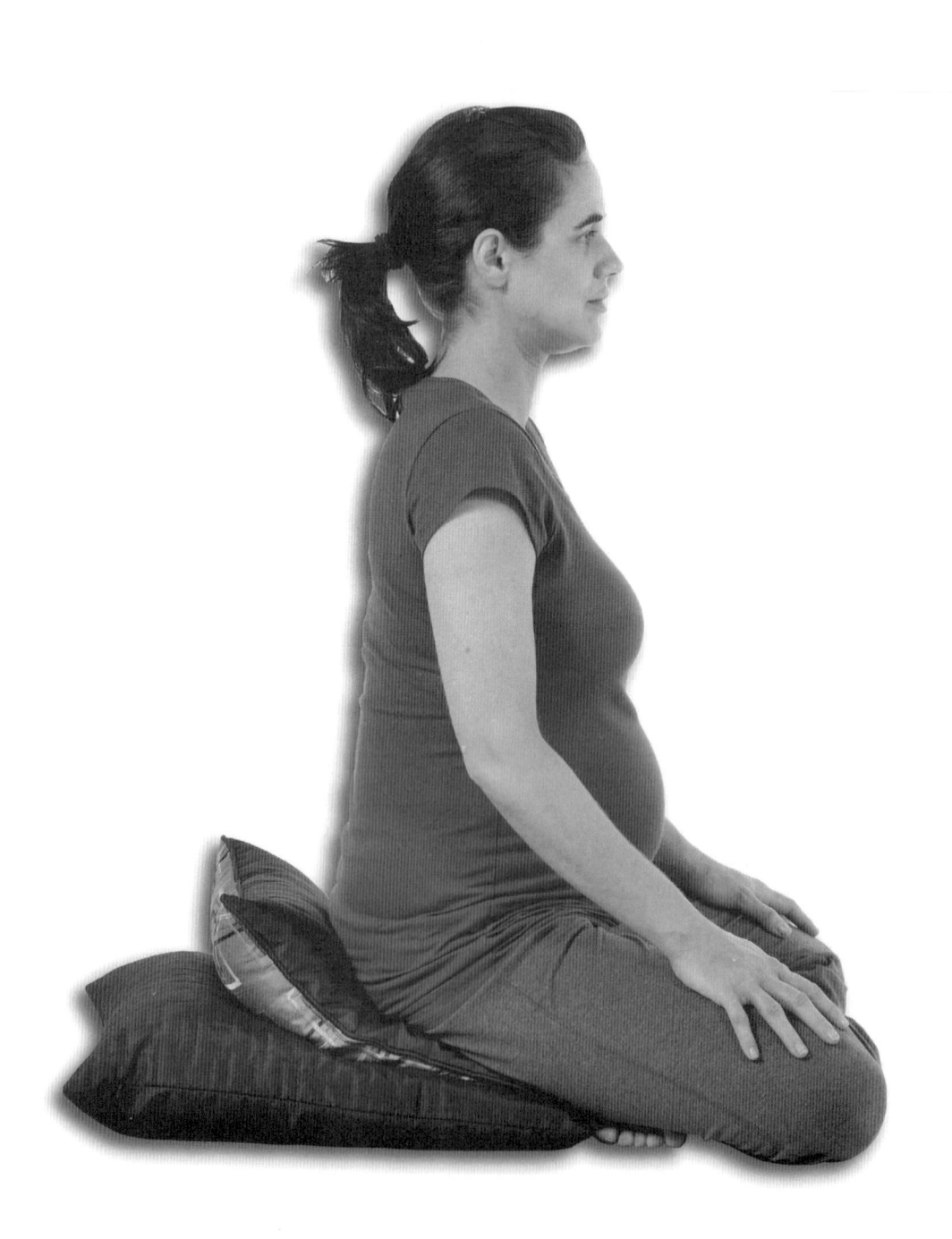

A preparação

Há muito tempo, um provérbio nos lembra que *é melhor prevenir do que remediar*. Atualmente, a prevenção e a promoção da saúde fazem parte das intervenções na saúde física e psicológica.

Muitas mulheres sofrem de dificuldades associadas à gravidez: dores nas costas, constipação, cãibras nas panturrilhas, etc. Você pode aliviá-las praticando posturas adaptadas (de pé, sentada, deitada) e praticando os exercícios especificamente desenvolvidos para mulheres grávidas.

Para ajudá-la, nós criamos uma sessão de ginástica suave que dura apenas alguns minutos. Ela permite reforçar, aliviar e descontrair as zonas do corpo mais solicitadas durante a gravidez: parte inferior das costas, abdominais, adutores, assoalho pélvico e músculo piriforme.

Por meio dessas massagens e desses movimentos, você irá minimizar as intervenções médicas. Por exemplo, a prática da massagem do períneo reduz as lesões desta região, e a prática dos exercícios para os abdominais diminui os riscos de dores nas costas e facilita a recuperação após o parto. Além do mais, a prática de certas posições favorece o posicionamento de cabeça para baixo do seu bebê durante a gravidez.

Sumário do capítulo 1: A preparação

Objetivos	Meios
Aliviar as dores nas costas e as tensões do corpo.	Massagem de certas regiões tensas. Prática de posturas apropriadas. Aprendizagem de movimentos e de exercícios físicos para tonificar e descontrair o corpo.
Prevenir as lesões do períneo.	Massagem do períneo. Exercícios para tornar flexível o assoalho pélvico.
Favorecer um parto normal.	Prática de exercícios para posicionar adequadamente o bebê durante a gravidez.
Favorecer a expulsão do bebê.	Utilização apropriada dos músculos abdominais.
Sensibilizar o casal para a importância do papel do pai como acompanhante.	Conhecimento do desenrolar do trabalho de parto e do parto (capítulo 3)
Favorecer a participação de um acompanhante ou de uma acompanhante.	Conhecimento das técnicas para modular a dor (capítulo 2).

Durante a preparação, o papel do acompanhante consiste em apoiar a mulher em sua prática regular da massagem do períneo e do músculo piriforme, e a se preparar para guiar a mulher durante a gravidez e o parto.

O papel da mulher consiste em reduzir seus desconfortos físicos pela prática de posturas, de exercícios e de massagens.

Posturas durante a gravidez

A gravidez produz na mulher várias transformações do corpo. O aumento do peso e a secreção de um hormônio chamado relaxina têm efeito sobre os músculos e os tecidos. A elasticidade do corpo aumenta. Sua capacidade de reação ao estresse muda. Todos esses fenômenos afetam a postura e justificam a importância de cultivar bons hábitos posturais, quer você esteja de pé, sentada ou deitada.

De pé

À medida que o bebê se desenvolve, a mulher tende a se inclinar para trás arqueando as costas para manter o equilíbrio (ver figura 1, página 22), o que aumenta a pressão intrauterina contra os músculos reto abdominais (ver ilustração 3, página 31) e os músculos do períneo (ver ilustrações 1 e 2).

O períneo é o conjunto complexo dos músculos que fecham a bacia. Ele é composto do períneo superficial, que compreende os músculos dos orifícios (vulva, meato urinário, ânus), e do períneo profundo. Este é composto de músculos extremamente resistentes que se opõem às pressões para baixo dos órgãos e das vísceras do abdome. Ele age como uma tela de trampolim que será especialmente solicitada durante a gravidez e o parto.

No fim da gravidez, você pode sentir uma pressão desconfortável no fundo da vagina ou atrás do osso pubiano. Essa sensação desagradável dá vontade, para aliviá-la, de fechar a bacia cruzando as pernas e apertando as nádegas, o que cria contrações musculares involuntárias e tensões no períneo profundo.

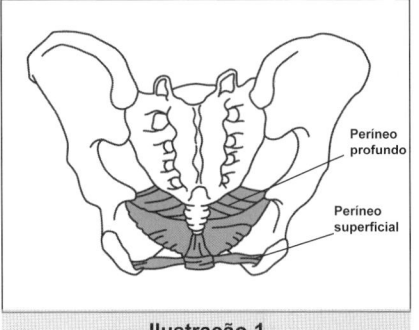

Ilustração 1

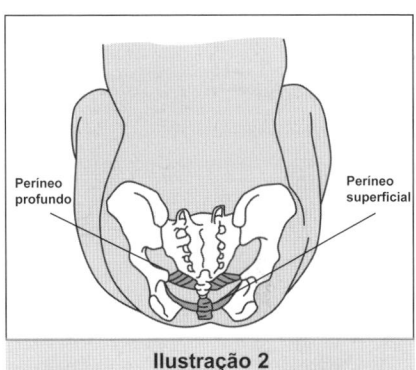

Ilustração 2

Para corrigir essa pressão e ajudá-la a manter uma postura de pé correta (que permite descontrair o períneo profundo), pratique o seguinte exercício:

Postura nº 1:
Postura de pé

1. Mantenha os pés paralelos, ligeiramente afastados, os calcanhares no chão.
2. Coloque os braços ao longo do corpo e imagine um longo fio, partindo da cabeça, que você puxa para cima.
3. Bloqueie os joelhos esticando-os.
4. Sempre com os joelhos bem esticados, tente girar os fêmures (cochas) para fora, sem mexer os pés nem os calcanhares: os joelhos giram ligeiramente para fora, as nádegas se contraem e a bacia oscila.
5. Relaxe as nádegas sem mudar o posicionamento da bacia. Isso garante o relaxamento do períneo profundo.
6. Expire encolhendo e subindo o umbigo.

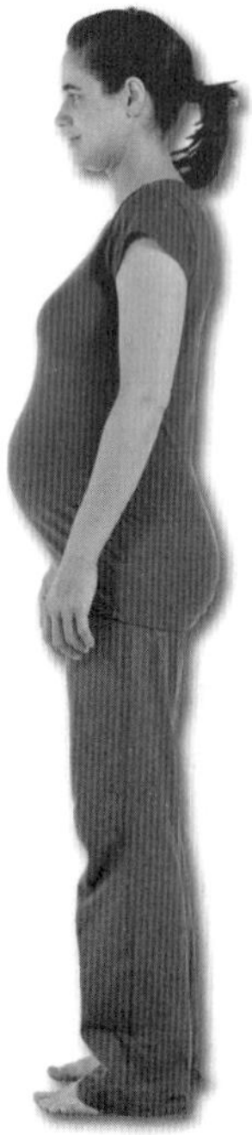

FUNÇÕES

Durante a gravidez
- Prevenir as dores nas costas ligadas ao arqueamento da parte inferior das costas.
- Relaxar o períneo profundo a fim de reduzir a desagradável sensação de peso sentida pela vagina e atrás do osso pubiano.

Você não deve sentir peso sobre o períneo, exceto no fim da gravidez, quando o bebê começa a descer para a bacia, ou durante esforços importantes (vômitos, espirros, tosses). Consulte o seu médico caso sinta um peso desagradável sobre o períneo.

No parto
- Reduzir as dores que aumentam quando o períneo profundo está tenso.

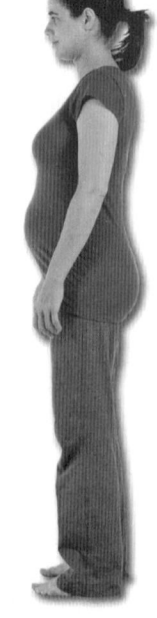

Fig. 1

Fig. 2

Postura nº 2:
Postura de pé, com o pé apoiado

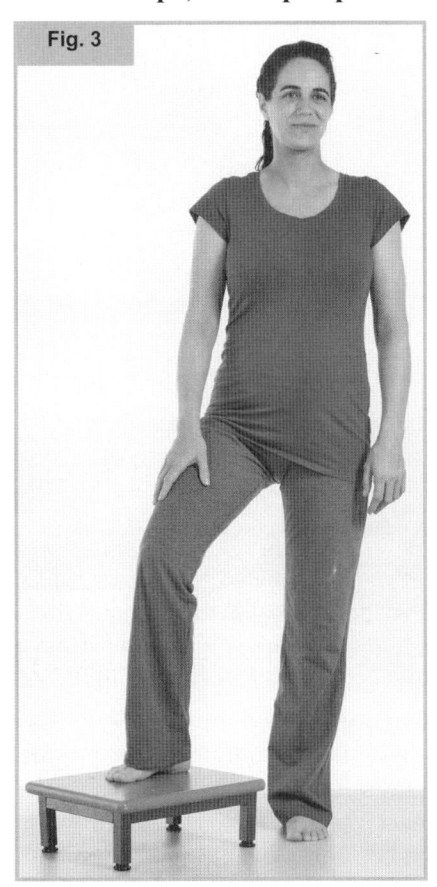

Fig. 3

Sentada

Para prevenir as dores nas costas na posição sentada, mantenha a seguinte postura:

Postura nº 3:
Postura sentada em uma cadeira

1. Mantenha os pés no chão e os joelhos ligeiramente mais elevados do que os quadris (se a cadeira é muito alta, coloque os pés sobre um banquinho).
2. Mantenha as costas retas. Não force as costas.
3. Sente-se sobre os ossos pontudos sob as nádegas (ísquios).
4. Levante-se da cadeira expirando e apoiando nas pernas ou nos braços da cadeira.

Postura nº 4:
Postura sentada em posição de lótus

1. Sentada no chão, em posição de lótus, coloque um travesseiro sob as nádegas.

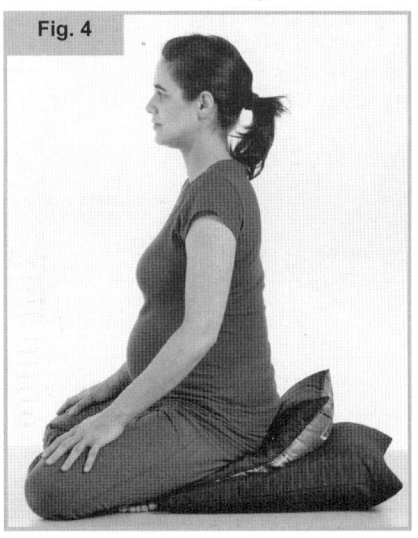

Fig. 4

Outras recomendações

- Não use salto, de preferência.
- Prefira os calçados que apoiem bem os pés.
- Evite permanecer por muito de pé e sem se mexer. Se você precisa fazê-lo, coloque um banquinho sob um pé e evite jogar o peso do corpo em um só pé.

2. Para posicionar corretamente a bacia, segure suas nádegas (ísquios) com as mãos, depois puxe para trás retirando as mãos.
3. Imagine o fio que puxa você para cima.

Postura nº 5:
Postura sentada de joelhos

1. De joelhos, sentada no chão, coloque entre as pernas um travesseiro dobrado em dois e um outro por cima.
2. Não force a coluna.
3. Faça de modo que a curvatura das costas seja harmoniosa.

Quando as costas estão bem posicionadas, os músculos são alongados. Na expiração, aperte a cintura abdominal encolhendo e subindo o umbigo. A inspiração se faz sozinha, por reflexo. Não empurre a barriga.

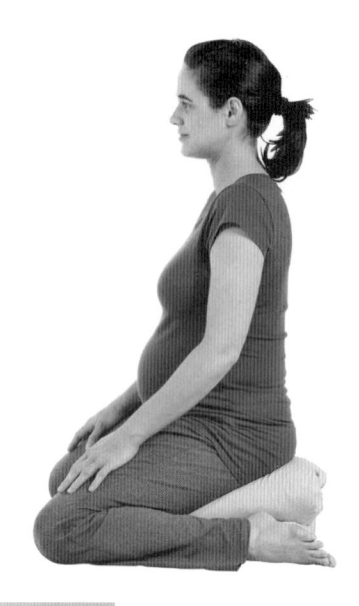

Fig. 5

Deitada

Se você sente tonturas ou indisposições quando está deitada de costas, coloque uma almofada sob o quadril direito. Ou, então, prefira a posição deitada sobre o lado esquerdo.

Para evitar tonturas ocasionadas pelas mudanças bruscas de posição e para não forçar inutilmente as costas, levante-se lentamente da cama respeitando as seguintes etapas.

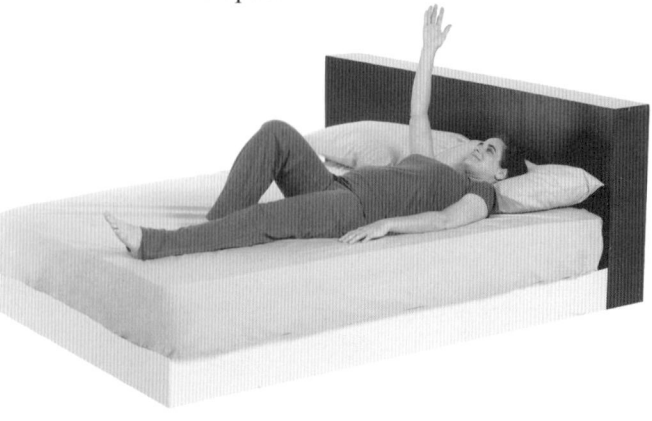

Fig. 6

Postura nº 6:
Levantar-se da cama progressivamente

1. Deitada de costas, dobre a perna direita e levante o braço direito (figura 6).
2. Gire para a esquerda (ou o inverso, perna e braço esquerdos) (figura 7).
3. Gire os ombros e os quadris e coloque o braço direito e o joelho direito sobre a cama. Agora o seu corpo está deitado de lado (figura 7).
4. Apoie-se nas mãos e levante o corpo da cama (figura 8). Não contraia os músculos reto abdominais (ver ilustração 3, página 31).
5. Coloque os pés no chão e levante-se (figuras 9 e 10).

Para facilitar o relaxamento e evitar o acúmulo de tensões na posição deitada, pratique a seguinte posição (figura 11).

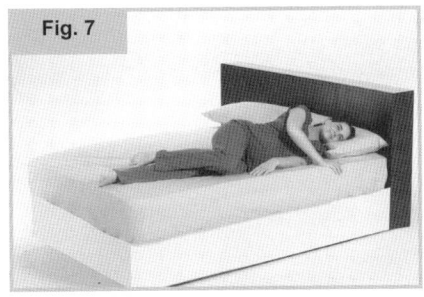

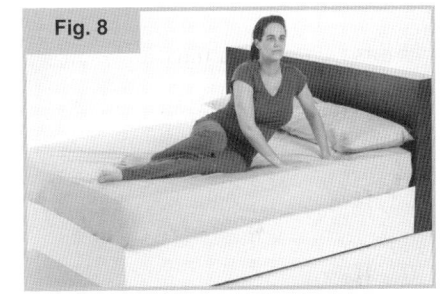

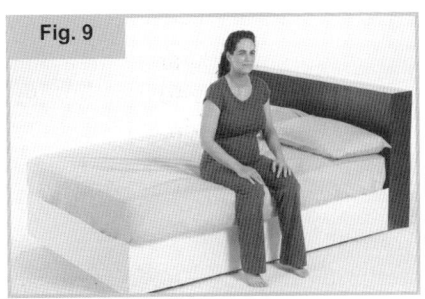

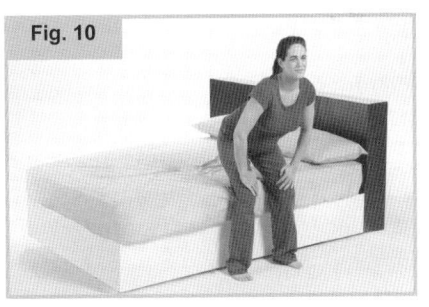

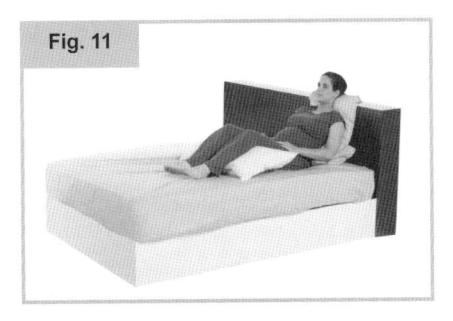

Fig. 7

Fig. 8

Fig. 9

Fig. 10

Fig. 11

Postura nº 7:
Postura deitada de costas, cabeça e joelhos levantados

1. Dobre ao meio um travesseiro e o apoie contra a parede. Ele servirá para dar suporte

à região lombar (parte inferior das costas).
2. Coloque um outro travesseiro no sentido do comprimento, para apoiar os ombros.
3. Com as pernas afastadas e dobradas, coloque os travesseiros sob os joelhos, o primeiro dobrado ao meio e o outro colocado no sentido do comprimento.
4. Pratique as respirações e relaxe.

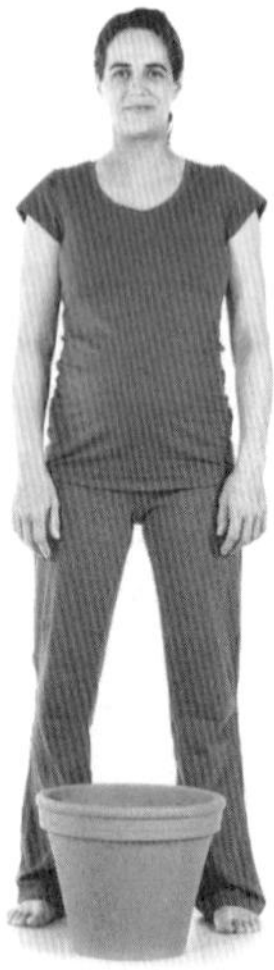

Fig. 12

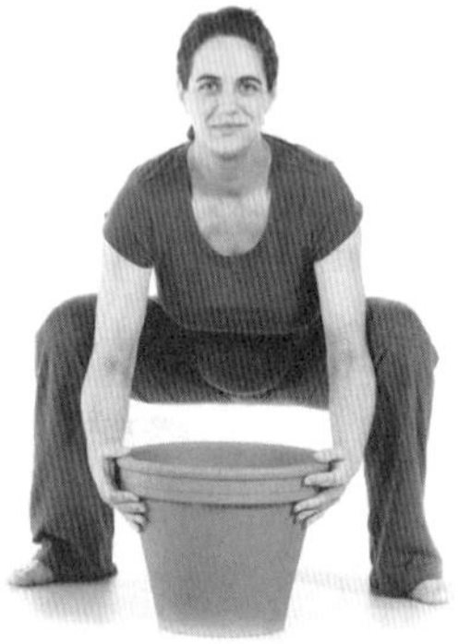

Fig. 13

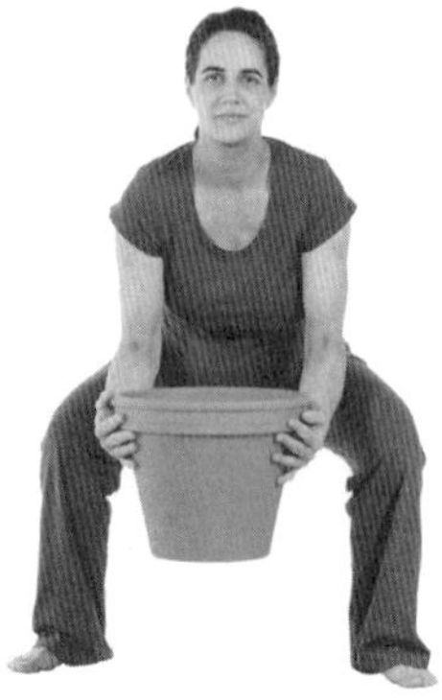

Fig. 14

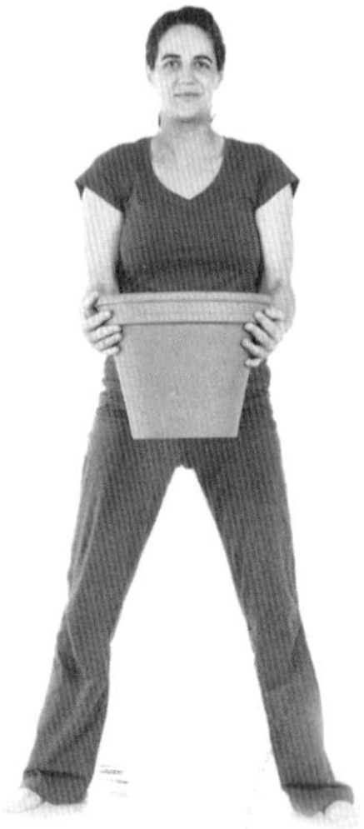

Fig. 15

Levantar peso

Para prevenir as dores nas costas e preservar o seu equilíbrio, eis algumas indicações que você pode praticar todas as vezes que levantar peso.[10]

Postura nº 8:
Levantar um peso

1. Coloque-se diante do objeto a ser levantado, envolva-o e aproxime dele o seu centro de gravidade.
2. Afaste os pés e os joelhos para aumentar o seu equilíbrio e não forçar o abdome.
3. Oriente os pés no sentido do deslocamento previsto. Não gire o corpo ao levantar o peso.
4. Dobre os joelhos e mantenha as costas retas e sirva-se da força das pernas para levantar o peso.

---

10. Chenard, J. –R., Charest, J. e B. Lavignolle, *Lombalgie: dix étapes sur les chemins de la guérison*. École interactionnelle du dos, Masson, Paris, 1991, 375 páginas.

5. Segure bem o objeto. Utilize a base dos dedos e a palma das mãos para alcançar a mais extensa superfície possível.
6. Mantenha os braços estendidos. Utilize-os para controlar o equilíbrio do peso, mas não para levantar o objeto.
7. Contraia a bacia na posição reta (costas não curvadas) e encolha o umbigo (cintura abdominal contraída). Essa postura distribui a carga sobre toda a extensão da coluna vertebral.
8. Leve a cabeça para trás, queixo em direção do peito. Esse movimento facilita a manutenção das costas retas.
9. Levante o peso em uma expiração profunda completa.

Para levantar uma criança, ajude-a a usar um banquinho ou proceda da seguinte maneira.

Postura nº 9:
Levantar uma criança

1. Segure a criança contra você.
2. Dobre as pernas.
3. Contraia as nádegas durante o esforço.

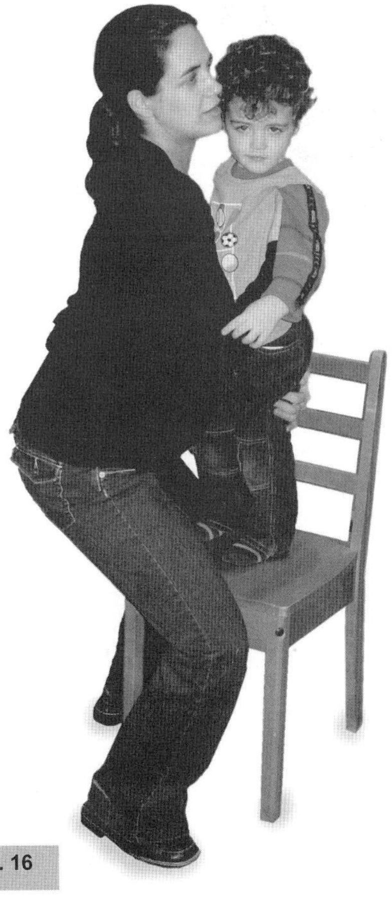

Fig. 16

Exercícios durante a gravidez

Certas zonas do corpo da mulher grávida são muito mais solicitadas durante a gravidez e o parto. A sessão de alongamentos e de contrações musculares que lhe propomos prepara o corpo para o nascimento. Esses exercícios têm vários objetivos.

- Relaxar os músculos paravertebrais, especialmente os da parte inferior das costas que assumem a manutenção da postura na posição de pé (esses músculos lutam contra o deslocamento da bacia para a frente ocasionado pelo peso do bebê).
- Tonificar e descontrair os músculos da parte interna das coxas (adutores) e os do assoalho pélvico (períneo). Eles devem ser fortes para garantir apoio e estabilidade dos ossos da bacia, e flexíveis para permitir a extraordinária abertura da bacia e a passagem do bebê durante o parto.
- Tomar consciência do períneo profundo e descontraí-lo para um melhor relaxamento durante o parto.
- Tonificar os músculos abdominais profundos que agirão de maneira mais eficaz, como faria uma boa cinta.
- Tornar flexível o músculo piriforme, que se origina no sacro, e que muitas vezes está contraído, o que ocasiona, em muitos casos, dores que irradiam para as nádegas, os quadris e as coxas.

Eis uma sessão de base que pode ser executada cotidianamente ou em caso de necessidade. Ela comporta exercícios e massagens simples.

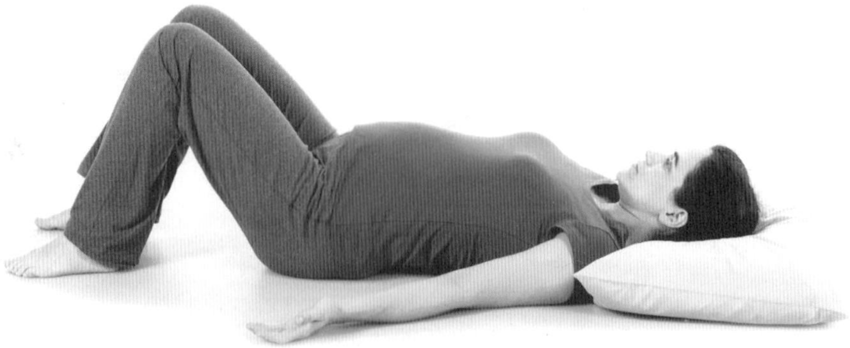

Fig. 17

Posicionamento do corpo

Uma postura correta libera o diafragma e resulta em uma respiração livre, em que a barriga se contrai e descontrai. Durante a sessão de exercícios, você deve estar à vontade e ser capaz de encolher e de subir o umbigo. As costas estão alongadas, sem curvatura. Entre os exercícios, descanse deitando de lado. Interrompa qualquer movimento que provoque dor ou desconforto.

Exercício nº 1:
Diminuir a curvatura das costas

1. Deite-se no chão, com um travesseiro pequeno sob a cabeça, mantenha os ombros apoiados no chão.
2. Mantenha os joelhos dobrados e ligeiramente afastados, os pés alinhados com as nádegas.
3. Mantenha o queixo trazido ligeiramente na direção do peito e a nuca alongada, como se um fio saísse da cabeça e a alongasse.

Exercício nº 2:
Alongar as costas

1. Levante em alguns centímetros as nádegas do chão.
2. Segure os quadris com as mãos e gire a bacia, enquanto ela está levantada.
3. Empurre os quadris o mais longe possível dos ombros e repouse suavemente as costas no chão, vértebra por vértebra, começando pela parte de cima.
4. Para impedir que a bacia oscile, segure-a com as mãos.
5. Relaxe as nádegas e a barriga. Inspire.
6. Coloque as mãos sobre a barriga ou coloque os braços ao longo do corpo, como preferir.

Músculos adutores e períneo

A pressão e o peso exercidos pelas vísceras e pelos músculos abdominais sobre o assoalho pélvico podem criar complicações e aumentar

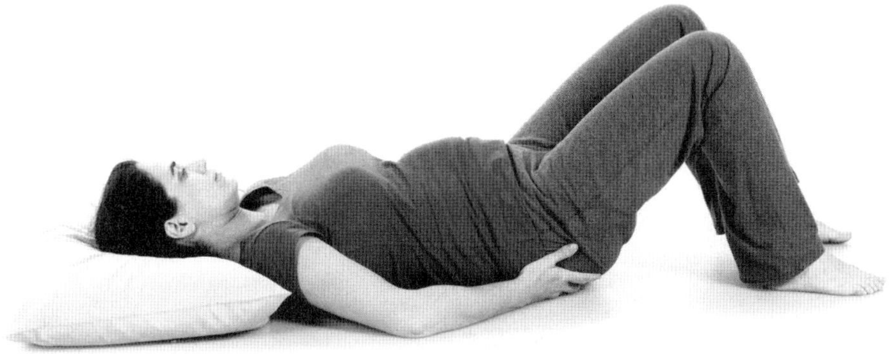

Fig. 18

a intensidade da dor durante o trabalho de parto.

Para diminuir o risco de dor e da desagradável sensação de peso pélvico, o períneo deve estar com o tônus equilibrado: nem muito tenso nem relaxado demais.

Para proteger o períneo antes de cada esforço (vômitos, espirros, tosse), contraia-o na expiração fechando a bacia (contraia as pernas e as nádegas). Isso impede que a pressão se exerça para baixo. Além do mais, habituando-se a contrair os músculos abdominais (encolher o umbigo), a pressão é dirigida somente para cima. Esse movimento ajuda a fortalecer, a tornar mais flexível e a proteger o períneo.

Exercício nº 3:
Conscientização do períneo profundo

1. Expire encolhendo o umbigo e conscientize-se do períneo que se contrai por reflexo. Durante a inspiração passiva, deixe a barriga se relaxar e conscientize-se da descontração passiva do períneo.

2. Se você tem dificuldade em sentir o períneo profundo, assopre pela boca contraindo os lábios: a pressão que você sente na parte inferior da bacia corresponde à contração do períneo profundo, em reação à pressão exercida pela respiração.

3. Para descontrair o períneo, pratique a mesma expiração assoprando pela boca e relaxando os lábios. Desta vez, relaxe os músculos das nádegas. A sensação sobre o períneo (mais nítida e menos desagradável) é mínima, porque você o descontraiu. Essa conscientização do períneo também pode ser feita de pé (ver figuras 1 e 2, página 22).

4. Durante as contrações, relaxe os lábios e a boca. Deixe sair o ar sem resistir e relaxe o períneo profundo.

Exercício nº 4:
Flexibilização dos músculos adutores

1. Mantenha a posição de base: queixo para dentro, nuca alongada e bacia encaixada com as mãos.

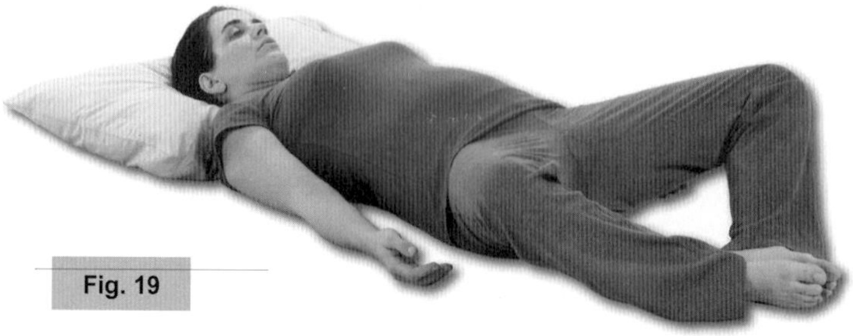

Fig. 19

2. Vire a palma das mãos para cima e coloque a planta dos pés uma contra a outra.
3. Respeite o grau de abertura das pernas sem criar um desconforto, nem nas pernas nem nos braços.

Funções
Durante a gravidez

- Relaxar o períneo profundo para reduzir o peso desagradável sentido na vagina e atrás do osso pubiano.
- Por causa da expiração feita ao encolher o umbigo, esses exercícios são excelentes para tonificar os músculos abdominais profundos (transverso e oblíquos, ver ilustração 3, abaixo).

Durante o parto

- Reduzir a dor que aumenta muito por causa de um períneo profundo contraído.

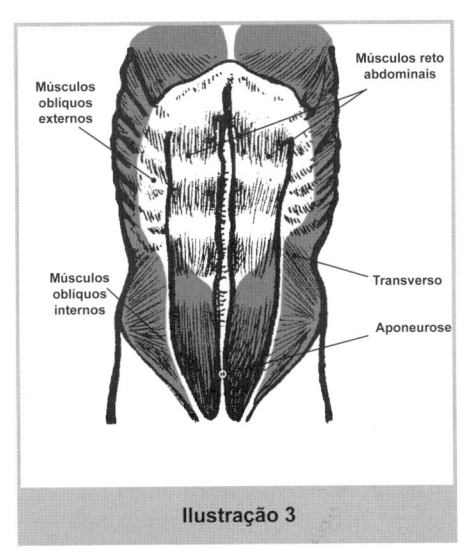

Músculos abdominais

O abdome é fechado na parte da frente por uma parede abdominal constituída de várias camadas musculares. A camada superficial é composta dos músculos reto abdominais, músculos que, sob esforços violentos e na gravidez, têm uma tendência a se afastar da linha central.

Para evitar essa complicação da gravidez, é recomendado tonificar os músculos abdominais profundos que, por sua vez, protegerão os músculos reto abdominais.

Exercício nº 5:
Tonificar os músculos abdominais

1. Comece a respiração expirando. Mantenha a bacia solta e apoiada, como no exercício 1.
2. Expire encolhendo e subindo o umbigo. Você deve ter a sensação de agir na altura da barriga.
3. Na inspiração, deixe o ar entrar sozinho.
4. Descontraia o abdome e relaxe qualquer esforço.
5. Refaça algumas vezes o ciclo começando pela expiração.
6. Para evitar o afastamento dos músculos reto abdominais e a descida dos órgãos:

Durante a gravidez, não contraia os músculos reto abdominais, esses músculos que fazem a barriga aparecer.

Ilustração 3

- Sempre trabalhe com os abdominais profundos que encolhem, sobem, contraem e apoiam.
- Antes de qualquer esforço, contraia o períneo na expiração, apertando as pernas e as nádegas.
- Ganhe peso normalmente (máximo 10 quilos).

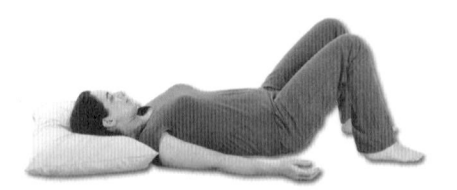

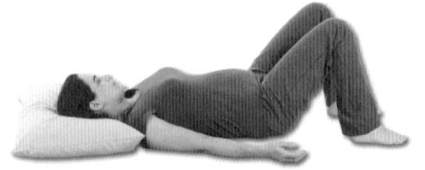

Fig. 20

Fig. 21

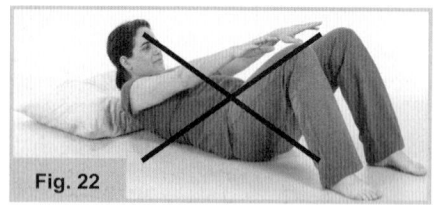

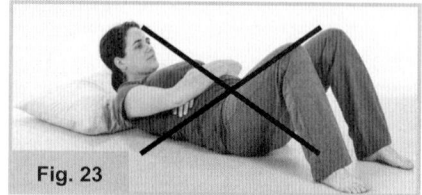

Fig. 22

Fig. 23

Músculo piriforme

O músculo piriforme está situado nas nádegas, ligando o sacro ao lado interno da ponta do trocânter maior (cabeça do fêmur). Graças ao músculo piriforme, quando estamos de pé, somos capazes de virar o pé para fora e de levantar a perna para o lado.

Como ele recebe uma grande parte das tensões da parte inferior do corpo, recorremos ao ponto de acupuntura VB 30 (o Huantiao) para dispersar estas tensões acumuladas. Quanto mais a zona reflexa é sensível ao toque, mais a massagem se faz necessária.

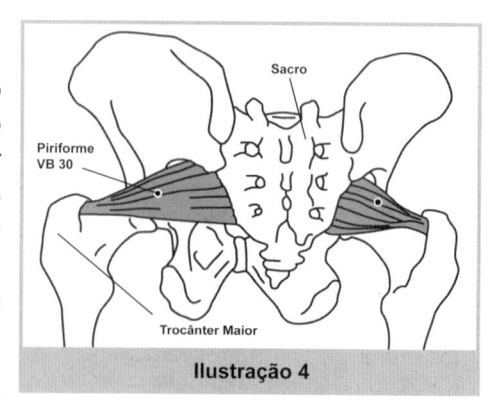

Ilustração 4

Exercício nº 6:
Descontrair o músculo piriforme
Ficar na postura adequada

1. Retome a postura inicial. Encaixe a bacia, alongue a nuca e traga o queixo em direção do peito.
2. Expire encolhendo e subindo o umbigo. Se a sua postura está correta, você pode contrair a barriga e relaxá-la.
3. Conscientize-se do períneo e expire trazendo um joelho sobre o abdome. Cuidado para não contrair os músculos reto abdominais. Encolha apenas o umbigo ao subir o joelho.
4. Coloque uma bola de borracha macia, do tamanho de uma laranja, sob o piriforme, no lado da nádega.
5. Coloque a mão sobre o joelho.
6. Encontre uma posição confortável, de forma que a perna possa se largar para deixar a mão fazer o trabalho.

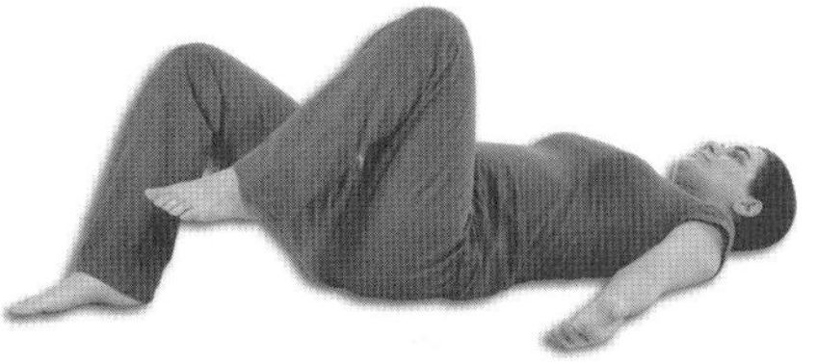

Fig. 24

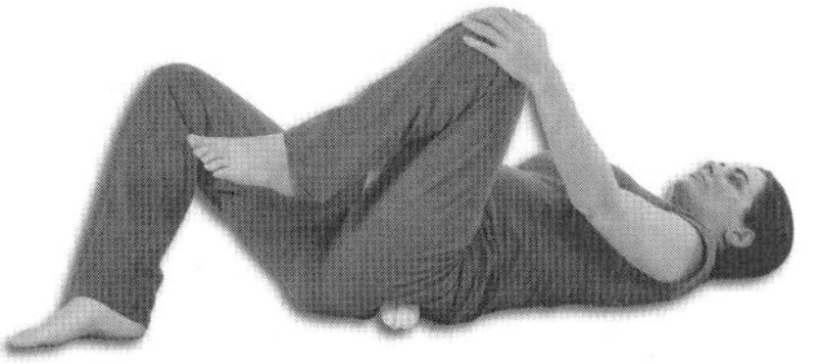

Fig. 25

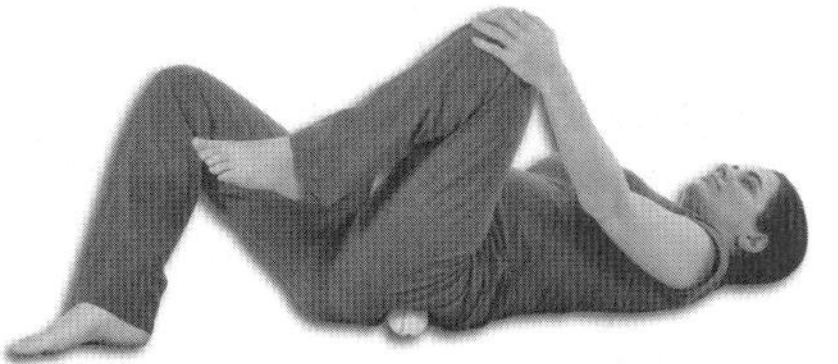

Fig. 26

Fazer o exercício

1. Inspire afastando a perna para o lado, de forma a sentir a nádega entrar em contato com a bola. O grau de abertura da perna é determinado pela outra perna que deve ser mantida no eixo do corpo ao longo do exercício. Não crie um desconforto.
2. Expire profundamente trazendo o umbigo para cima e conscientizando-se do períneo. Leve a perna para a posição inicial e repita do outro lado.
3. Volte à posição de base.

Exercício nº 7:
Girar e inspirar com as costelas

1. Retire o travesseiro de sob a nuca e coloque os braços em cruz, com a palma das mãos para cima.
2. Inspire afastando as costelas.
3. Expire balançando suavemente os joelhos juntos, da esquerda para a direita.
4. Gire lentamente a cabeça no chão no sentido contrário. Harmonize o movimento de forma que a cabeça e as pernas cruzem o eixo do corpo ao mesmo tempo. Deixe-se balançar.
5. Volte à posição de base.

Técnica para localizar o músculo piriforme

Tomar a posição

Deite-se sobre o lado direito.
Estique a perna direita.

1. Dobre a perna esquerda por cima da direita.
2. Repouse o pé esquerdo atrás do joelho direito.
3. Você pode colocar um travesseiro sob o joelho esquerdo.

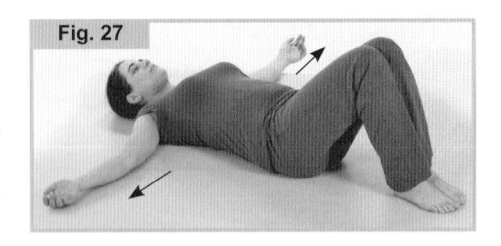

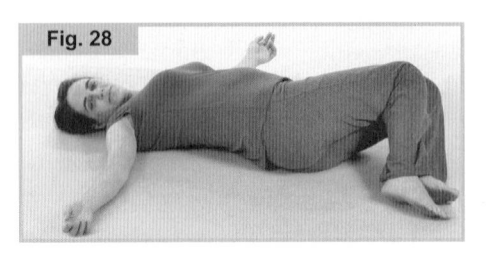

Localizar o piriforme

1. Com a mão aberta, percorra a parte externa da perna até sentir a protuberância do trocânter maior, na cabeça do fêmur. Coloque o dedo logo acima desta protuberância.
2. Imagine o lugar de separação das nádegas.
3. Imagine uma linha entre estes dois pontos e separe-a em três partes iguais.

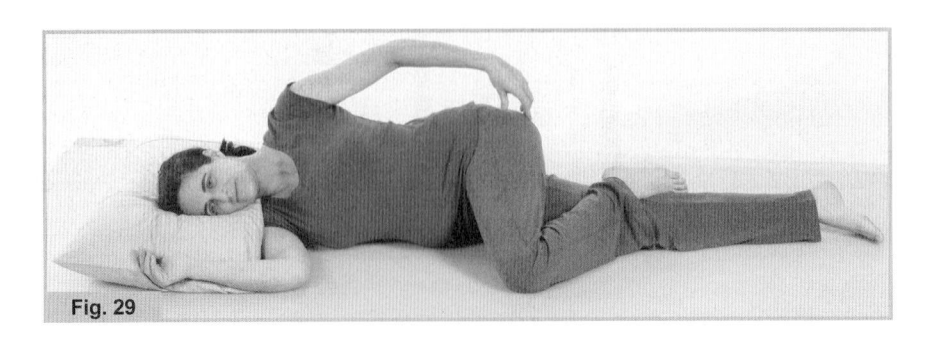

4. O ponto que corresponde ao primeiro terço, perto do trocânter maior, é o VB 30.

Massagem do músculo piriforme
(Huantiao ou ponto de acupuntura VB 30)

1. Pressione com o polegar durante trinta segundos.
2. Relaxe.
3. Repita três vezes.

Nota: Se o estímulo for muito desagradável, em vez do polegar, massageie com a palma da mão. Se você praticar sozinha essa massagem, utilize a técnica do exercício 6 (ver figuras 24 a 26, página 33).

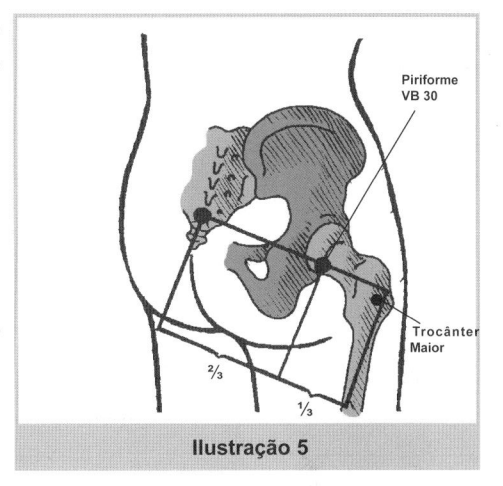

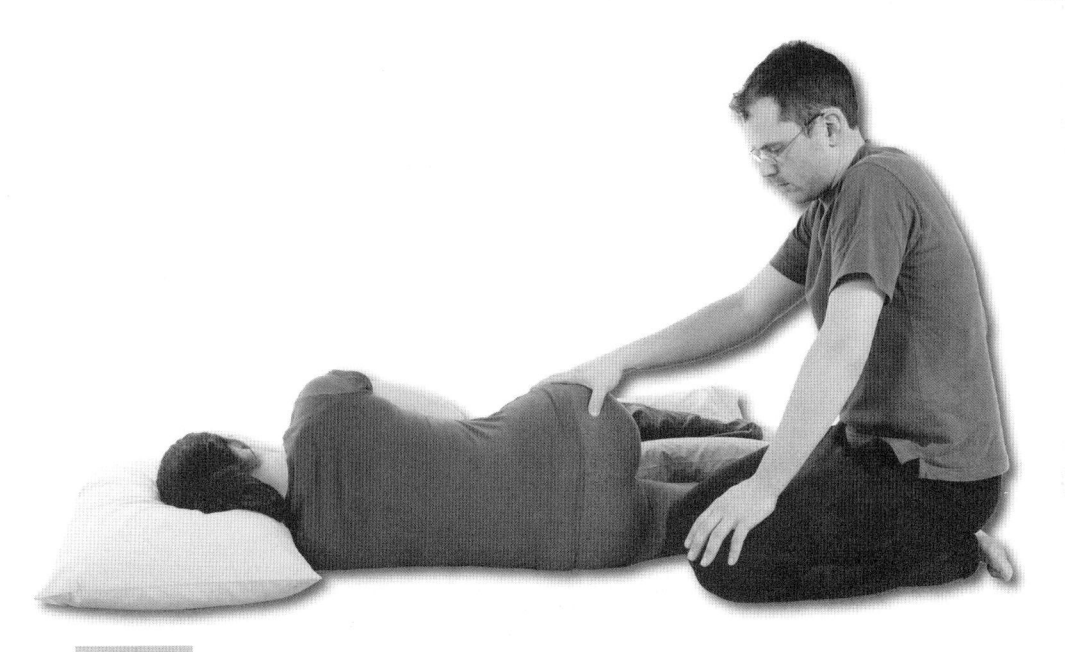

Ilustração 5

Fig. 30

Outra técnica para descontrair o músculo piriforme

Com as mãos abertas, faça grandes movimentos partindo do VB 30 e subindo na direção das costelas, em seguida desça ao longo da perna. Desta forma as tensões se repartem sobre uma área maior sem criar desconforto.

Você pode aplicar óleo essencial à base de eucalipto, de menta ou o Bálsamo do tigre (vermelho ou branco) para descontrair esse músculo.

Quanto mais sensível estiver o VB 30, mais vantagem você tem em massageá-lo com frequência e em profundidade durante alguns minutos, todos os dias, se possível. O VB 30 é de uma grande ajuda para aliviar a parte inferior do corpo durante a gravidez e para modificar a dor durante as contrações do parto. Consulte o capítulo 6 para saber mais.

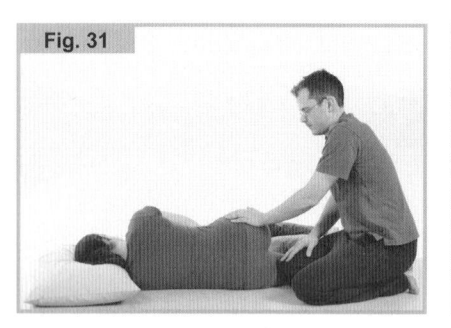

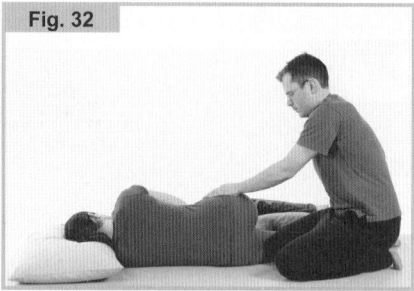

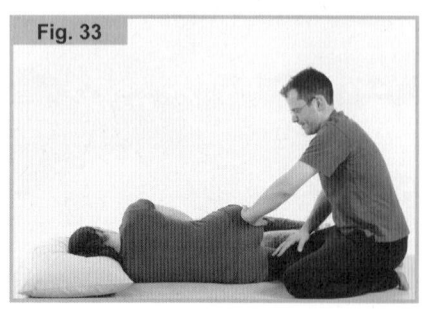

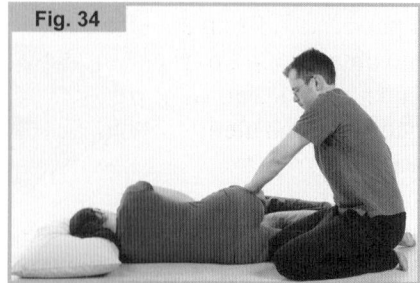

Fig. 31

Fig. 32

Fig. 33

Fig. 34

Massagem dos músculos do períneo

Essa massagem se refere a uma parte do períneo superficial e à parte inferior do períneo profundo que pode ser sentido na entrada da vagina.

É um meio de preparar uma parte desses músculos ao estiramento ocasionado pela expulsão do bebê. É também um meio de minimizar o risco de lesão durante o parto.[11]

Um outro objetivo da massagem é o de alongar os músculos do assoalho pélvico e dessensibilizá-los para que você possa empurrar sem ser incomodada pela sensação de ardor ocasionada pela expulsão.

Por fim, a massagem permite à mãe entrar em contato com essa região do corpo que muitas mulheres ignoram e não ousam tocar.

Para ser eficaz, a massagem deve ser praticada uma vez por dia, a partir da 32ª semana ou até mesmo antes. O companheiro também pode se encarregar disso. Basta que ele esteja atento aos sinais que a mulher mostra. Durante a massagem, imagine os músculos que se relaxam e repita mentalmente: "Eu abro a passagem para o meu bebê. Meu períneo está flexível e relaxado".

Essa massagem de três a quatro minutos pode ser praticada durante um banho quente de banheira, sob a ducha ou na cama. Se você tem dificuldade para localizar o períneo e a abertura da vagina, instale-se confortavelmente sobre travesseiros e, com a ajuda de um espelho, examine as diferentes partes da vulva. A massagem será feita na região do

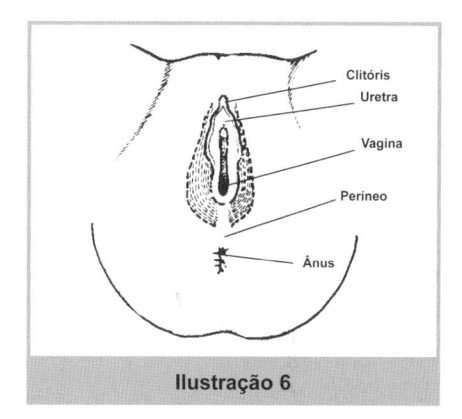

Ilustração 6

períneo situada entre a abertura da vagina e o ânus. Para ajudá-la, utilize um óleo de amêndoas suave, manteiga de cacau, vitamina E ou um lubrificante natural.

Contraindicação
Não pratique a massagem do períneo se você teve lesões ou herpes ativa durante a gravidez atual, ou se suas membranas se romperam prematuramente. Consulte primeiramente o seu médico.

---

11. Beckmann M. M., Garrett, A. J. "Antenatal perineal massage for reducing perineal trauma". *Cochrane database of Systematic revieus*, (2006), Publicada 1. Art. no.: CD005123. DOI: 10.1002/14651858.CD005123.pub2

Ilustração 7

Ilustração 8

Ilustração 9

Ilustração 10

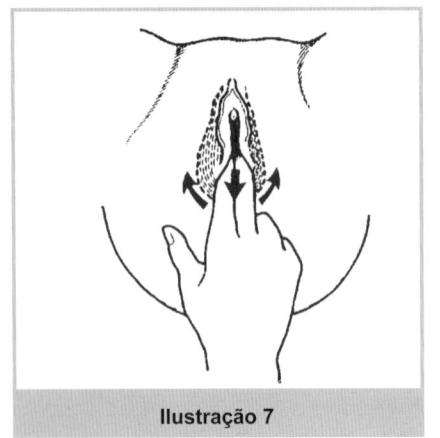

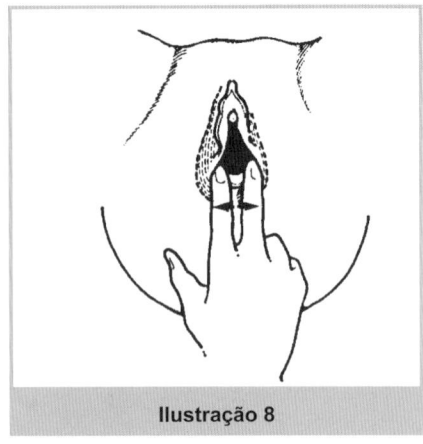

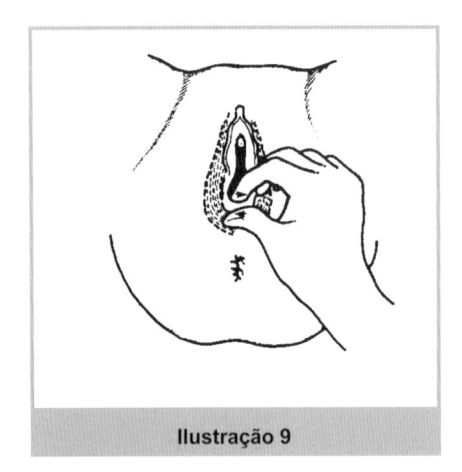

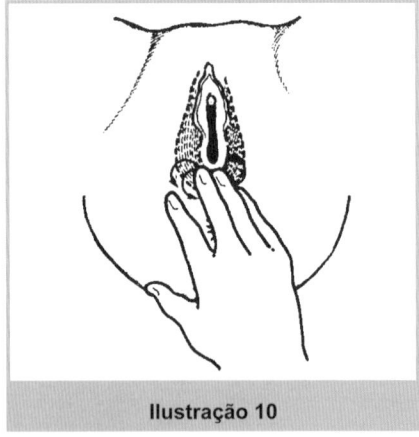

Etapas da massagem

1. Lave as mãos.
2. Umedeça com óleo o períneo e a borda inferior da vagina.
3. Insira o dedo indicador e o dedo médio ou o polegar no interior da vagina (3 a 4 cm) (ilustração 7).
4. Apoiando no assoalho pélvico, faça semicírculos em direção do ânus e das laterais durante 30 segundos (ilustração 7).
5. Delicadamente, relaxe a abertura apoiando e estirando, com a ajuda do dedo indicador e do dedo médio, até que você sinta uma ligeira sensação de queimação ou de formigamento (ilustração 8).
6. Mantenha essa pressão e esse estiramento durante um minuto para que a região fique dormente. (ilustração 9)
7. Durante 30 segundos, massageie entre o dedo indicador e

A preparação

o polegar a pele fina que cobre a borda inferior da vagina. Você pode constatar os efeitos depois de duas a três semanas de massagem. (ilustração 9)

8. Massageie o períneo durante 30 segundos fazendo movimentos circulares ou de varredura. Se for o caso, concentre seus movimentos na cicatriz de uma episiotomia* anterior, pois esse tecido é menos elástico. (ilustração 10).

9. Lave as mãos e a vulva.

Relaxe os músculos do rosto, da boca e das pernas durante a prática da massagem. Visualize o períneo que se estira e repita mentalmente: "Eu abro a passagem para meu bebê. Meu períneo está flexível e relaxado".

Os músculos que serão estirados durante o nascimento poderão retomar sua forma graças aos exercícios para os músculos adutores e o períneo (ver exercícios de 1 a 4).

---

* N.R.T.: Corte feito entre a vagina e o ânus para aumentar o espaço de passagem para o bebê.

Soluções para certos problemas

Constipação

Algumas mulheres grávidas vivem o incômodo da constipação. Nesse caso, adicione a seu regime alimentos integrais ricos em fibras (trigo, centeio, milho ou aveia), legumes e frutas cruas ou secas (ameixa, figos, uvas, damascos, etc.).

Fique de cócoras balançando o corpo da direita para a esquerda e de frente para trás, fazendo rotações completas.

Coloque um travesseiro sob os calcanhares caso eles não se apoiem no chão.

Cãibras nas panturrilhas

As cãibras nas panturrilhas são frequentes e dolorosas. Para preveni-las, evite ficar na ponta dos pés e vigie a circulação sanguínea. Para fazer com que desapareçam, alongue as panturrilhas da seguinte maneira.

De pé

1. Com um pé esticado no chão, escorregue o pé da perna dolorida tão longe quanto possível para trás.
2. Dobre levemente a outra perna.
3. Volte à posição inicial.
4. Repita várias vezes este exercício.

Fig. 35

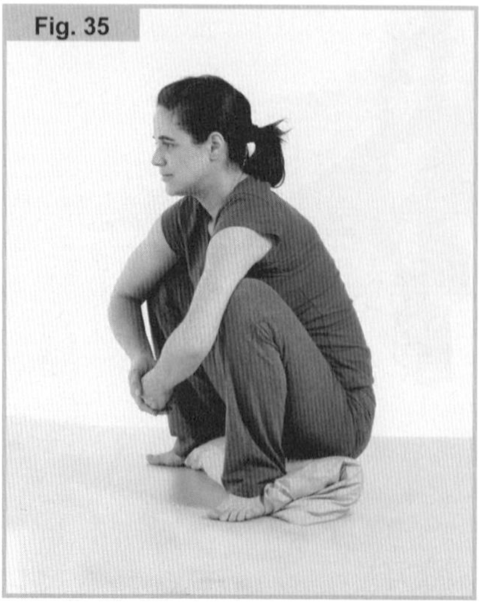

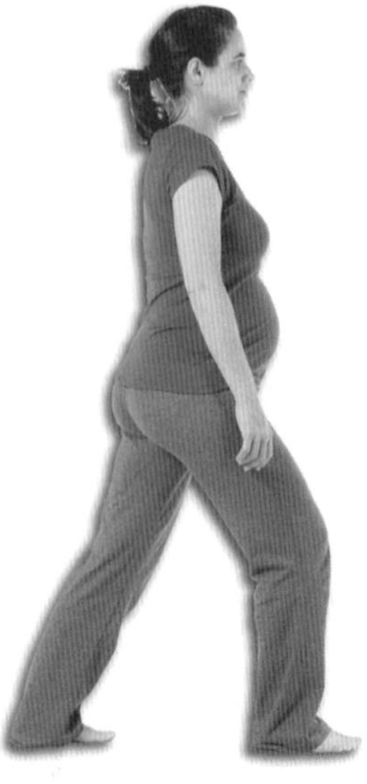

Fig. 36

Deitada na cama
Nota: Alguém deverá ajudá-la a fazer este alongamento.
1. Estenda a perna dolorida.
2. Peça a seu companheiro para apoiar suavemente uma mão sobre o joelho e com a outra mão exercer uma pressão sobre a planta de seu pé, até que este forme um ângulo de menos de 90° com a perna.
3. Mantenha essa pressão por cinco a dez minutos.
4. Repita várias vezes.

Rotação do feto

No momento da expulsão, o bebê normalmente está com a cabeça para baixo (ver ilustração 31, página 129). Contudo, às vezes as nádegas aparecem primeiro (apresentação pélvica). Algumas medidas preventivas podem ser praticadas durante a gravidez para favorecer o posicionamento correto do bebê.
Os dois movimentos seguintes parecem incitar o bebê a virar a cabeça para baixo.[12] Exercite-se cotidianamente, todas as vezes que você sentir o feto se mexer.

Posturas para ajudar o bebê a virar de cabeça para baixo

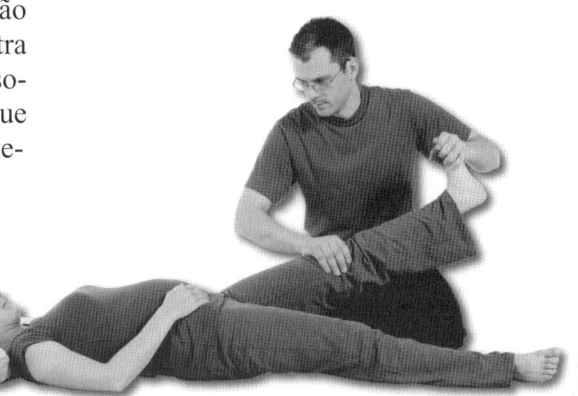

Fig. 37

Postura de joelhos, agachada em posição arredondada
1. Fique de joelhos, com as pernas ligeiramente afastadas.
2. Apoie a cabeça e os ombros sobre um travesseiro.
3. Pratique respirações abdominais durante alguns minutos.

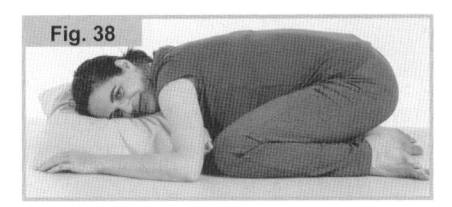

Fig. 38

---

12. Chenia, F. e C. A. Crowther, "Does advice to assume the knee-chest position reduce the incidence of breech presentation at delivery? A randomized clinical trial", Birth, 14 (1987), p. 75-78.

Postura de joelhos, cabeça apoiada no chão, nádegas erguidas
1. Fique de joelhos mantendo os ombros perto do chão.
2. Conserve essa posição por dois a cinco minutos.
3. Expire encolhendo e subindo o umbigo.

Fig. 39

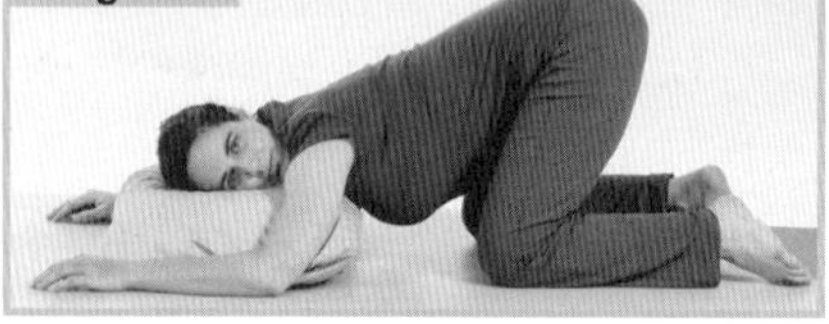

Os resultados podem se manifestar nas três semanas seguintes após o início da prática do exercício.
Nota: Estes dois movimentos são contraindicados para as mulheres que sofrem de hipertensão.
Praticados regularmente, todos os exercícios são benéficos: eles melhoram a sua qualidade de vida, pois aliviam os desconfortos e contribuem para a redução das complicações durante a gravidez e o parto.

O acompanhamento

Participar de um parto é uma experiência rica e intensa. Por causa da intensidade da dor que as mulheres sofrem, o acompanhamento é necessário. Durante o nascimento, várias mulheres experimentam uma dificuldade para identificar claramente as suas necessidades. Ora o acompanhante está muito longe, ora está muito perto, as intervenções são frequentes demais ou bem pouco numerosas, o toque é demasiadamente firme ou não o suficiente, etc. Se o acompanhante não sabe decodificar as mensagens da mulher, ele rapidamente fica confuso e pode desejar se retirar.
A preparação pré-natal do acompanhante influencia a sua percepção do parto. Os pais que prepararam o nascimento de seu filho têm uma percepção muito mais positiva de seu cônjuge do que os outros.[13]
As mulheres, cujo companheiro participa ativamente do parto, experimentam menos dores e estão mais satisfeitas do que aquelas cujo companheiro não está presente ou não desempenha um papel importante.[14]
O acompanhamento é essencial. Quanto mais os companheiros estiverem bem preparados, mais a experiência será gratificante. Se o pai, por qualquer razão, não pode

---
13. Cronenwett, L. R. e I. I. Newmark, "Fathers'responses to childbirth", *Nursing Research*, 23, 3 (1974), p. 210-217.
14. Block, C. R., Norr, K. L., Meyering, S., Norr, J.-L e A. G. Charles, "Husband gatekeeping in childbirth", *Family Relations*, Abril (1981), p. 197-204.

participar, a presença de uma pessoa confiante e tranquila a ajudará muito. A preparação pré-natal destina-se, portanto, tanto ao acompanhante quanto à mãe.

Para participar eficazmente, o acompanhante deve:

1. **Conhecer o desenrolar do trabalho de parto e do parto.** Uma exata compreensão das diferentes etapas do trabalho de parto e do parto permite ao companheiro intervir com maior eficácia. Ele sabe o que fazer para acalmar a mulher, quando e como fazê-lo. Ele decodifica os sinais de estresse e de angústia e reconforta sua mulher quando for necessário. Isso melhora sua confiança de poder intervir eficazmente.

2. **Conhecer as técnicas para modular sua percepção da dor.** Conhecendo os tipos de respiração (ver capítulo 4), as posições para acalmar a mulher durante o trabalho de parto e o parto (ver capítulo 5), as massagens (ver capítulo 7) e as imagens mentais (ver capítulo 8), o acompanhante pode ajudar a acalmar a mulher e ser para ela de uma preciosa ajuda.

O próximo capítulo descreve as origens da dor e as maneiras de gerenciá-la. Ele ajudará você a perceber os diferentes componentes da dor e as técnicas que devem ser praticadas para reduzi-la.

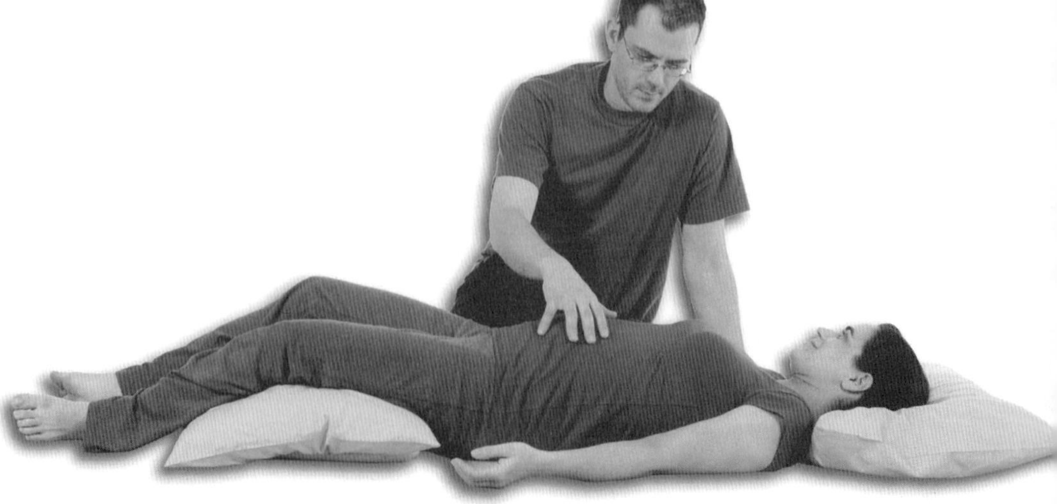

A modulação da dor

A dor é "uma experiência sensorial e emocional desagradável em relação a uma lesão tecidual real ou potencial".[15] Essa experiência subjetiva é influenciada por vários fatores fisiológicos e psicológicos. Eis por que a dor é percebida diferentemente por cada um.

O medo e a ansiedade ligados ao nascimento contam entre os fatores que mais influenciam a percepção da dor. Um conhecimento correto dos mecanismos associados ao desenrolar normal do trabalho de parto e do parto reduz os medos e as angústias, em consequência a dor.

Além disso, a presença do pai ao lado de sua companheira contribui para tranquilizar a mulher e reconfortá-la.[16][17] Quanto mais a mulher confiar em suas habilidades para enfrentar o parto, melhores serão suas reações à dor.[18]

Os fatores culturais representam um papel determinante. A família aparece indiscutivelmente como a mais importante fonte de condicionamento diante da dor. A memória das experiências dolorosas passadas, as reações emotivas socialmente corretas, a compreensão da dor e os meios de enfrentá-la são muitas das facetas condicionadas por nosso meio cultural.

As recentes descobertas sobre a dor na obstetrícia demonstram

---

15. Lindblom, U., Merskey, H., Mumford, J.-M., Nathan, P. W., Noordenbos, W. e S. Sunderland, "Pain terms: A current list with definitions and notes on usage". In: H. Merskey (Ed.), *Classification of chronic pain: description of chronic pain syndromes and definitions of pain terms*, Elsevier, Amsterdã, 1986, p. s215-s211.

---

16. Nettelbladt, P., Fagerström, C. F. e N. Uddenberg, "The significance of reported childbirth pain", *Journal of Psychosomatic Research*, 20 (1976), p. 215-221.

17. Norr, K. L. Block, C. R., Charles, A., Meyering, S. e E. Meyer, "Explaining pain and enjoyment in childbirth", *Journal of Health and Social Behavior*, 18 (1977), p. 260-275.

18. Lowe, N. K., "Explaining the pain of active labor: the importance of maternal confidence", *Research in Nursing & Health*, 12 (1989), p. 237-245.

que as posições tomadas pela mulher durante o trabalho de parto e o parto têm uma influência sobre a percepção da dor, particularmente nos casos em que o bebê se apresenta em uma posição anormal. Durante a fase de latência, as mulheres experimentam menos dor na posição sentada, de cócoras ou de pé.

Por outro lado, no fim do trabalho de parto e durante a expulsão do bebê, elas preferem ficar deitadas.[19]

Outros fatores fisiológicos representam um papel na percepção da dor: a idade, o número de partos, a condição física da mulher, o estado do colo do útero no início do trabalho de parto e a relação entre o tamanho do bebê e a via pélvico-genital.[20]

A dor do parto

A dor clínica do parto é das mais intensas.[21] Cerca de 28% das mulheres que dão à luz pela primeira vez percebem sua dor como sendo de suave a moderada; 37% como forte; e 35% como muito forte.[22] Ora, uma dor mal gerenciada, de uma intensidade suficientemente forte, tem um efeito nefasto sobre a moral e sobre a satisfação, além de enfraquecer o sistema imunológico.[23]

A dor representa uma função essencial para a sobrevivência do organismo. Graças a essa informação, o corpo pode preservar sua integridade física e reagir aos sinais de lesões internas que, sem reparação, podem levar a uma degenerescência. Todavia, uma dor muito importante e mal gerenciada afeta a mãe e o seu bebê.[24] Para atenuá-la, existem dois modos de intervenção: farmacológicos e não farmacológicos. Cada uma tem suas vantagens, suas desvantagens e seus limites. Este capítulo irá esclarecer esta problemática.

---

19. Melzack, R. e E. Bélanger, "Labor pain: Correlations with menstrual pain and acute low-back pain before and during pregnancy", *Pain*, 36 (1989), p. 225-229.
20. Bonica, J., "Labour pain". In: P. D. Wall e R. Melzack (Eds.), *Textbook of pain*, Vol. 3, Churchill Livingstone, Nova York, 1994, p. 615-641.
21. Price, D. D., Harkins, S. W. e C. Baker, "Sensory-affective relationships among different types of clinical and experimental pain", *Pain*, 28 (1987), p. 297-307.
22. Nettelbladt, P., Fagerström, C.F. e N. Uddenberg, "The significance of reported childbirth pain", *Journal of Psychosomatic Research*, 20 (1976), p. 215-221.
23. Liebeskind, J.-C., "Pain can kill", *Pain*, 44 (1991), p. 3-4.
24. Brownridge, P., "The nature and consequences of childbirth pain", *European journal of Obstetrics & Gynecology and Reproductive Biology*, 59, suppl. (1995), p. S9-S15.

Sumário do capítulo 2: A modulação da dor

Objetivos	Meios
Compreender os mecanismos da dor.	Conhecimento das recentes descobertas em neurofisiologia. Conhecimento das origens fisiológicas da dor do parto. Conhecimento dos componentes da dor.
Discernir as vantagens e as desvantagens das intervenções farmacológicas e não farmacológicas no gerenciamento da dor.	Conhecimentos relativos às técnicas físicas e psicológicas. Conhecimentos relativos à peridural.
Compreender como e por que agem as técnicas para modular a dor: respiração, massagens, relaxamento, imagens mentais.	Conhecimento dos três mecanismos internos de modulação da dor.

Para a mulher e para o homem, compreender o fenômeno da dor ajuda a modulá-la. Com o auxílio dos dados sobre os procedimentos farmacológicos e não farmacológicos, os participantes avaliam as vantagens, as desvantagens e os limites de cada procedimento.

Antes de estudar os diferentes procedimentos para aliviar a dor, cabe compreender por que o parto é doloroso.

Por que sentimos dor?

Na nossa educação, pode-se nos ter sido ensinado que o sofrimento é um mal necessário para evoluir no plano espiritual. Talvez isso explique por que a dor associada ao nascimento ainda é tão importante e que os procedimentos para gerenciá-la são tão pouco conhecidos.

Em primeiro lugar, saibamos que, durante o primeiro estágio do trabalho de parto, a dilatação do colo do útero, o estiramento do segmento inferior do útero, as pressões e as rupturas das estruturas adjacentes causam dor.[25] Aqui, o trajeto que acompanha a dor é típico de uma "dor reflexa". De fato, o útero (uma víscera) é relativamente insensível, e uma importante distensão não causa dor nesse órgão, mas uma dor reflexa que corresponde às superfícies do corpo religadas

---

25. Bonica, J., "Labour pain". In: P. D. Wall e R. Melzack (Eds.), *Textbook of pain*, Vol. 3, Churchill Livingstone, Nova York, 1994, p. 615-641.

aos mesmos segmentos nervosos que o útero. A dor é então sentida na parte inferior da parede abdominal e estende-se para a parte inferior da região lombar e acima do sacro.

Durante o segundo período de trabalho de parto, o que causa a dor são: 1) a tração da bacia; 2) os estiramentos da uretra, da bexiga, do reto, dos ligamentos, das fáscias, dos músculos perineais e daqueles da cavidade pélvica; 3) a pressão anormal sobre as raízes do plexo lombo-sacral. A dor é rápida e localizada, principalmente nas regiões inervadas pelo nervo pudendal. Ela é sentida no períneo e no ânus, na parte baixa do sacro, nas coxas e nas partes inferiores das pernas.

Componentes da dor

A dor é um fenômeno subjetivo que pode ser influenciado por inúmeras variáveis. Ela comporta pelo menos dois componentes: fisiológicos (sensório-discriminativo) e psicológico (motivo-afetivo).[26]

O componente fisiológico permite avaliar a intensidade e o limite da dor. Ainda que relativamente estável, ela pode ser modulada por diferentes procedimentos.

O componente psicológico permite julgar o aspecto desagradável da dor. Ainda que esse componente esteja ligado ao componente fisiológico, ele é muito menos estável, na medida em que é facilmente modificado por técnicas psicológicas.[27]

Esses componentes são apoiados por duas vias neurofisiológicas distintas. Portanto, uma mesma dor pode ser percebida como sendo muito intensa mas pouco desagradável, ou o inverso. A dor associada a um câncer é normalmente mais desagradável do que intensa, por causa da característica da doença. Inversamente, a dor associada a um acontecimento feliz, como o nascimento, é muitas vezes mais intensa do que desagradável.[28]

Pesquisas recentes explicam como a dor pode ser modulada.

Intervenções farmacológicas

A intervenção farmacológica mais utilizada consiste em reduzir ou eliminar a dor com a ajuda de um procedimento analgésico chamado *peridural*. Ao mesmo tempo que

---

26. Melzack, R. e K. L. Casey, "Sensory, motivational and central control determinants of pain: A new conceptual model", In: D. R. Kenshalo (Ed.), *Skin senses*, Thomas, Springfield, Illinois, 1968, p. 423-443.

27. Price, D. D., Barrell, J.-J. e R. H. Gracely, "A psychophysical analysis of experimental factors that selectively influence the effective dimension of pain", *Pain*, 8 (1980), p. 137-149.

28. Price, D. D., Harkins, S. W. e C. Baker, "Sensory-affective relationships among different types of clicical and experimental pain", *Pain*, 28 (1987), p. 297-307.

reduz a dor, essa analgesia lombar permite à parturiente permanecer consciente e móvel, e ter uma sensação dos membros inferiores e do assoalho pélvico. Administrada nas condições ideais, a peridural permite reduzir em 100% a dor em 85% dos casos.[29] A taxa de morbidade e de mortalidade sendo bastante baixa (<1: 200 000), essa intervenção é considerada segura.[30]

Contudo, esse tipo de analgesia pode provocar, em graus variados, complicações como: hipotensão, convulsões, dores de cabeça, dores nas costas, vômitos e náuseas, depressão respiratória do bebê e da mãe e problemas do sistema urinário.[31] Essas complicações decorrem da escolha do medicamento, da dosagem e de sua concentração, do lugar e da duração da injeção, e, finalmente, do momento da intervenção.

A injeção peridural também pode ter um efeito sobre o processo do trabalho de parto e da expulsão, impedindo ou retardando a descida do feto no útero, afetando sua rotação final e diminuindo a motivação e a capacidade das mulheres para expulsar. Aliás, a taxa de intervenções médicas (fórceps, ventosa e cesarianas)[32] é nitidamente superior entre as mulheres que dão à luz pela primeira vez com uma analgesia por peridural do que entre as mulheres que deram à luz mais de uma vez e que recebem o mesmo tratamento para diminuir a dor.[33]

Em certos centros hospitalares, uma peridural é sistematicamente proposta à mulher; outros centros preferem que ela utilize primeiramente procedimentos menos invasivos para diminuir a dor.[34]

Assim que essa intervenção acontece, pouco importa como ela é considerada, não é mais um parto natural. A mulher se desloca menos e está confinada à intravenosa. Ela passa por um frequente monitoramento fetal e por um acompanhamento de sua pressão arterial.

A peridural permanece um meio eficaz para diminuir a dor

---

29. Crawford, J.-S., "Continuous lumbar epidural analgesia for labor and delivery", *British Medical Journal*, 1, 6177 (1979), p. 1560-1561.
30. Cunningham, F. G., MacDonald, P. C., Gant, N. F., Leveno, K. J. e L. C. Gilstrap, *Williams Obstetrics*, Appleton e Lange, Norwalk, Connecticut, 1993, 237 páginas.
31. Bonica, J., "Labour pain". In: P. D. Wall e R. Melzack (Eds.), *Textbook of pain*, Vol. 3, Churchill Livingstone, Nova York, 1994, p. 615-641.

32. Ploeckinger, B., Ulm, M. R. Chalubinski, K. e W. Gruber, "Epidural anaesthesia in labour: Influence on surgical delivery rates, intrapartum fever and blood loss", *Gynecologic and Obstetric Investigation*, 39, 1 (1995), p. 24-27.
33. Hawkins, J.-L., Hess, K. R., Kubicek, M. A., Joyce, T. H. 3rd e D. H. Morrow, "A reevaluation of the association between instrument delivery and epidural analgesia!, *Regional Anesthesia*, 20, 1 (1995), p. 50-56.
34. Institut Canadien d'information sur la santé. *Donner naissance au Canadá: Tendances régionales de 2001-2002 à 2005-2006*. Ottawa, ICIS, 2007.

do parto. Desde sua descoberta, no início dos anos 1900, inúmeras pesquisas permitiram o aperfeiçoamento dessa técnica a fim de aliviar a mulher sem deixar de minimizar os efeitos indesejáveis.[35]

Intervenções não farmacológicas

Há milênios empregamos inúmeras técnicas para aliviar a dor. Na Grécia antiga, utilizava-se a enguia elétrica (peixe torpedo) para aliviar diferentes tipos de dor,[36][37] como a gota, os reumatismos e a dor de cabeça. Colocava-se a enguia sobre a região dolorida e a descarga elétrica que o paciente recebia produzia um alívio imediato que persistia após o estímulo.

A acupuntura utiliza um estímulo em pontos precisos para aliviar a dor. Às vezes ela é aplicada sobre uma região distante da região dolorida. O estímulo é de curta duração e pode produzir um alívio que persiste muito além do período em que foi realizado.

As técnicas de concentração mental demonstram-nos como as mensagens de dor podem ser moduladas e as reações fisiológicas e psicológicas, inibidas.

Graças ao avanço de nossos conhecimentos científicos, podemos explicar como esses diferentes procedimentos agem para reduzir a dor.

Classificamos em três categorias as intervenções não farmacológicas que podem transformar a percepção da dor.[38]

1. Estímulo não doloroso sobre a região dolorida.
2. O estímulo doloroso de um lugar diferente do da região dolorida.
3. O controle do sistema nervoso pelo pensamento e pelo mental.

---

35. Paull, J. E., "Epidural analgesia: How safe and haw effective?" *International Journal of Gynecology & Obstetrics*, (1991), p. 65-70. (Abstract).
36. Kane, K. e A. Taub, "A history of local electrical analgesia", *Pain*, 1 (1975), p. 125-138.
37. Tyler, E., Caldwell, C. e J. N. Ghia, "Transcutaneous electrical nerve stimulation: An alternative approach to the management of postoperative pain", *Anesthesia and analgesia*, 61, 5 (1982), p. 449-456.
38. Marchand, S., *Le phénomène de la douleur*, McGraw-Hill, Montreal, 1997, p. 203-243.

A modulação da dor

Tipo de estímulo	Exemplo	Mecanismo ativado	Efeitos	Duração do efeito
Estímulo não doloroso sobre a região.	Massagem do abdome com a ponta dos dedos ou na parte inferior das costas (ver figuras 40 e 41, página 52)	Graças ao estímulo não doloroso, as fibras não doloridas bloqueiam as fibras que transmitem as mensagens de dor.	Age somente sobre a região que é estimulada. Modula o componente fisiológico (intensidade) da dor.	Permanece durante e um pouco depois do estímulo.
Estímulo doloroso em uma área diferente do da região dolorida.	Estímulo da região do músculo piriforme (ver figura 42, página 53)	O estímulo doloroso desencadeia a secreção de endorfinas que diluem a dor e deixam apenas uma sensação dolorida na região estimulada.	Age sobre todas as regiões doloridas do corpo, com exceção da região estimulada. Modula o componente fisiológico (intensidade).	Permanece durante e após o estímulo.
Ativado pelo pensamento e pelo mental	Repetição mental das palavras: "Estou bem, estou calma." Respirações. Relaxamento. Imagens mentais (ver figura 43, página 54).	O cérebro extrai as reações à dor de suas regiões responsáveis pela memória e pelas emoções.	Age sobre o componente psicológico (aspecto desagradável) de todas as regiões doloridas do corpo.	Permanece durante e um pouco após o estímulo.

Estímulo não doloroso da região dolorida[39]

O estímulo não doloroso por meio de uma massagem suave da região dolorida ativa as grandes fibras aferentes que inibem as fibras menores que transmitem a percepção da dor. Graças a esta ação, a percepção da intensidade da dor na sua área é modulada.

Essa técnica é utilizada durante a massagem suave de um

---

39. Melzack, R. e P. D. Wall, "Pain mechanisms: A new theory", *Science*, 150 (1965), p. 971-979

machucado. Uma criança que feriu o joelho se sente melhor quando esfregamos delicadamente (estímulo não doloroso) a área em que ela sente dor. Os componentes fisiológico e psicológico da dor são então reduzidos: a intensidade, graças ao estímulo; e o aspecto desagradável, graças à atenção que nós lhe dedicamos.

Durante o parto, esse tipo de estímulo será retomado pela **massagem do abdome com a ponta dos dedos** (ver figura 40) e por **uma massagem suave do sacro** (ver figura 41).

Como a barriga e as costas muitas vezes estão doloridas e submetidas a uma tensão durante o parto, um suave estímulo na área da dor transforma a percepção da dor desse lugar.

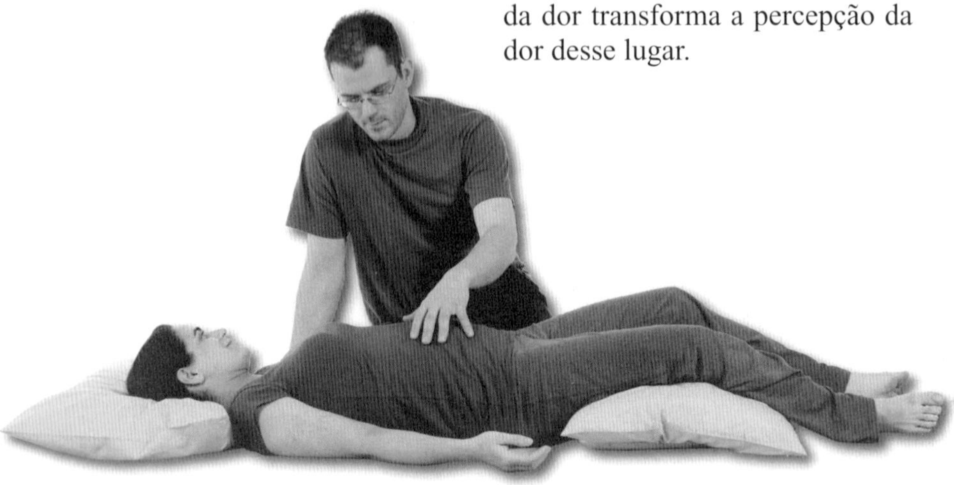

Fig. 40

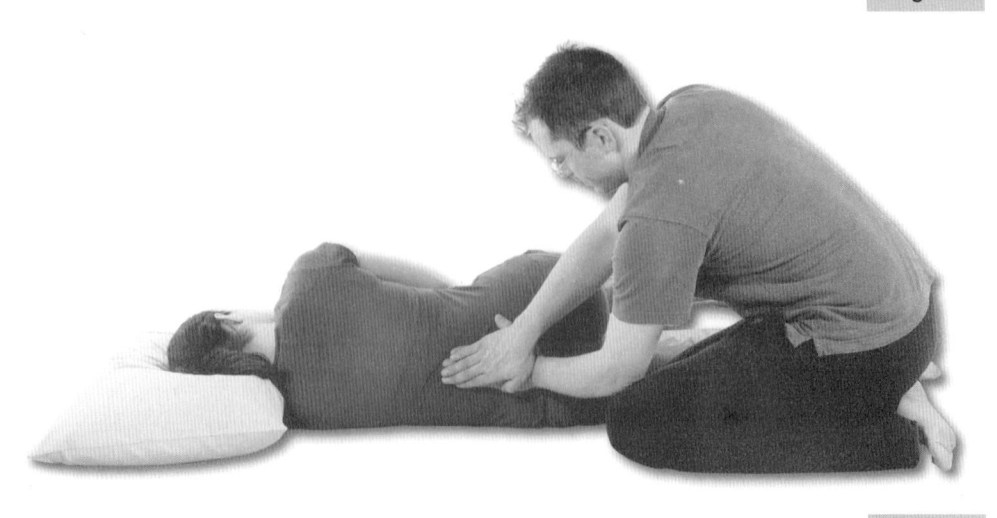

Fig. 41

Estímulo doloroso de uma outra área além da região dolorida[40][41]

O hiperestímulo analgésico existe há milênios e constitui uma das mais antigas técnicas de controle da dor. A acupuntura pode criar esse tipo de analgesia.

neurônios. É pela liberação de endorfinas (uma morfina interna secretada pelo organismo) que o corpo inibe a dor de todas as áreas, exceto aquela que é solicitada pelo estímulo doloroso.

Durante o parto, algumas zonas reflexas do corpo da mulher são estimuladas por meio da acupressão

Fig. 42

Essa técnica cria um estímulo doloroso (pela massagem profunda, acupuntura ou outra) em uma área às vezes distante da região dolorida, ela ativa neurônios e inibe simultaneamente os outros ou por meio da massagem profunda: o sacro na parte inferior das costas, o músculo piriforme e alguns outros pontos que veremos no capítulo sobre as massagens (ver capítulo 6). Devem-se estimular as zonas reflexas de modo a criar uma dor.

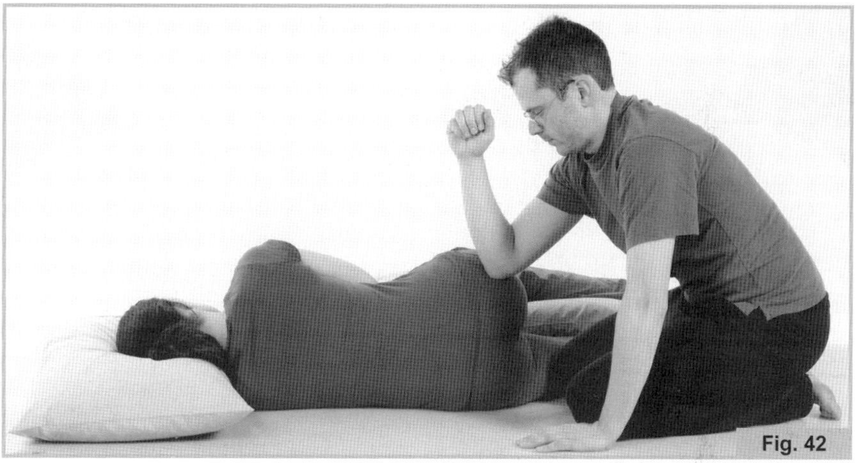

Esse tipo de analgesia produz um alívio que age durante um período mais longo do que o estímulo. Ele não tem efeitos secundários e age até mesmo nas dores que resistem aos procedimentos analgésicos convencionais. Ele modula a dor diminuindo principalmente a sua intensidade.

---

40. Le Bars, D., Dickenson, A. H. e J.-M. Besson, "Diffuse Noxious Inhibitory Controls (DNIC) I. Effects on dorsal horn convergent neurones in the rat", *Pain*, 6 (1979ª), p. 283-304.
41. Le Bars, D., Dickenson, A. H. e J.-M. Besson, "Diffuse Noxious Inhibitory Controls (DNIC) II. Lack of effect on non-convergent neurones, supraspinal involvement and theoretical implications", *Pain*, 6 (1979b), p. 305-327.

Controle pelo pensamento e pelo mental

O controle do sistema nervoso transforma a percepção da dor. Ele representa um papel predominante na administração da dor. Dois mecanismos explicam como a percepção dolorosa é transformada:

1. Modificação da mensagem.
2. Desencadeamento do centro de inibição da dor da mesma forma que para o estímulo doloroso.

Nos centros superiores do cérebro, as mensagens de dor estabelecem vínculos direto e indireto com outras regiões cerebrais. Essas regiões estão estreitamente associadas à memória e às emoções. Por conseguinte, as imagens e as mensagens que ali se encontram influenciam a maneira pela qual será percebido o componente psicológico (aspecto desagradável) da dor.

Se para uma mulher a contração significa medo e angústia, a dor será percebida como muito desagradável. Se essa mesma mulher percebe a contração como essencial e positiva, e sabe que é graças a ela que o colo se dilata e que o bebê pode nascer, sua percepção da dor será transformada e o aspecto desagradável diminuirá.

Inúmeras variáveis servem para estruturar os centros superiores do sistema nervoso. Uma das etapas consiste em registrar informações corretas e precisas sobre a duração do trabalho de parto e do parto, sobre o papel das contrações e sobre a existência e a eficácia das técnicas para gerenciar a dor.

A respiração, o relaxamento, as imagens mentais e a compreensão correta daquilo que você está vivendo desempenham papéis-chave na modulação da dor. O círculo vicioso medo-tensão-dor pode se tornar um círculo virtuoso quando essas técnicas servem para

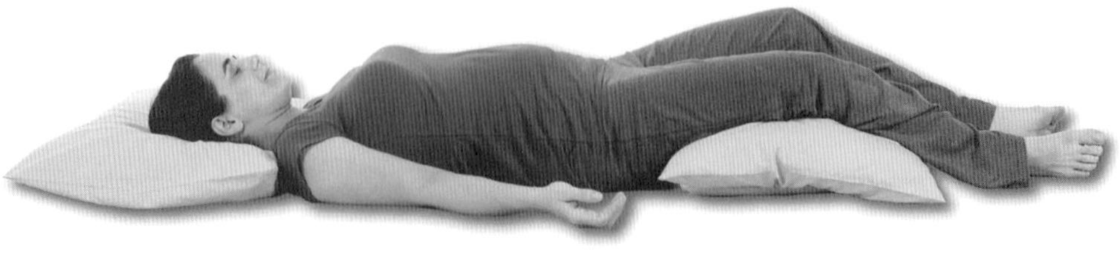

Fig. 43

relaxar o corpo e convencê-la de que tudo está bem.

As técnicas psicológicas de gerenciamento da dor desenvolvem a concentração e dirigem a atenção para um lugar diferente da tensão. A convicção de que elas são eficazes e a sua prática regular são garantias de sucesso.

Os capítulos seguintes irão guiá-la em seu aprendizado das estratégias para gerenciar eficazmente a dor. Saber reconhecer as vantagens e os limites dos procedimentos farmacológicos e não farmacológicos é indispensável. Esses procedimentos são complementares e agem no intuito de melhorar a qualidade de vida dos parceiros durante o parto.

No próximo capítulo, você aprenderá a distinguir entre o verdadeiro trabalho de parto e o falso, e a compreender a evolução do trabalho de parto. Você irá perceber melhor os mecanismos fisiológicos e os seus efeitos sobre as reações psicológicas.

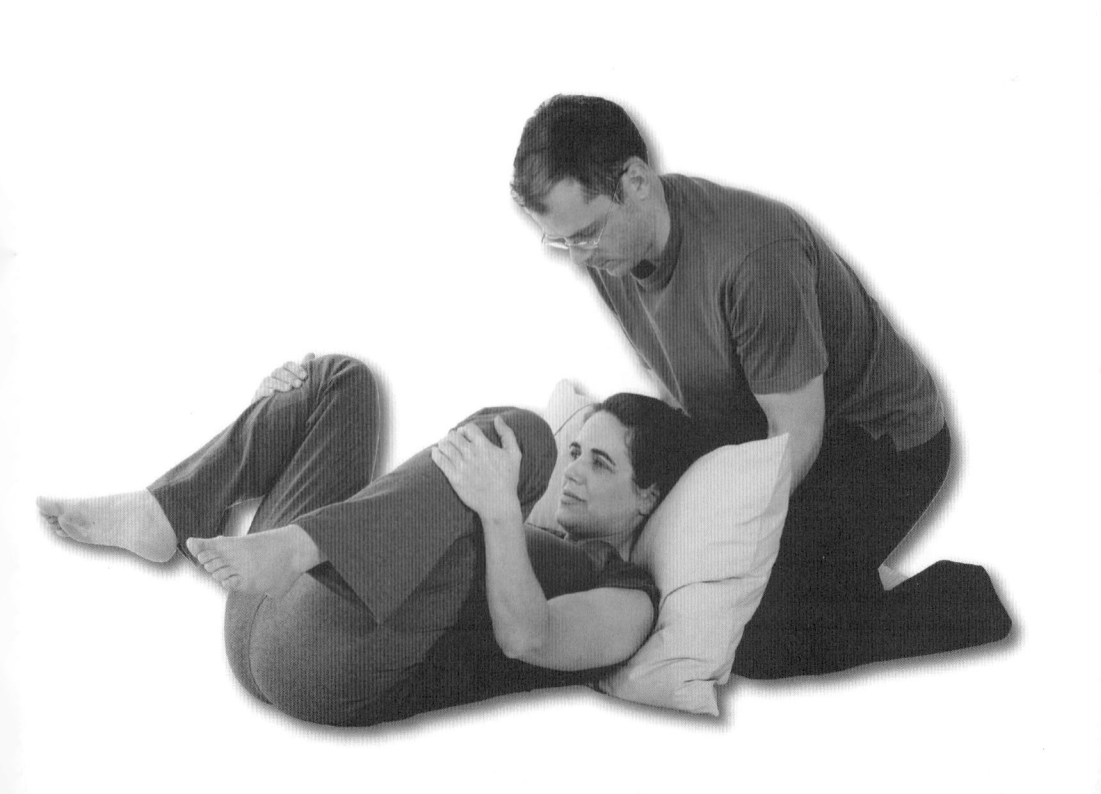

O parto

Você tem todo interesse em conhecer o trabalho de parto e o parto, em compreender o ambiente em que se desenrola o nascimento para gerenciar melhor as suas reações psicológicas. Como seu desenrolar varia de uma mulher para outra, é essencial compreender as variáveis que o influenciam. A atitude que você tem pode fazer toda a diferença entre um parto satisfatório ou não.

Neste capítulo, você irá aprender como reconhecer o início de um trabalho de parto ativo e os seus estágios.

Sumário do capítulo 3: O parto

Objetivos	Meios
Desenvolver atitudes de calma e de confiança diante do desenrolar do trabalho de parto.	Conhecimento do verdadeiro e do falso trabalho de parto. Conhecimento dos estágios do trabalho de parto.
Desenvolver as atitudes de calma e de confiança diante da equipe de profissionais.	Compreensão dos papéis reservados aos participantes e à equipe de profissionais.
Favorecer a participação ativa de um acompanhante ao lado da mulher.	Conhecimento das reações fisiológicas e psicológicas associadas ao nascimento.

No parto, o papel do acompanhante consiste em:

1. ser atencioso e solidário com sua parceira;
2. fazer a ponte entre as necessidades da mulher e as da equipe de profissionais.

O papel da mulher consiste em:

1. compreender o desenrolar do trabalho de parto e do parto;
2. adotar uma atitude positiva diante das diferentes etapas;
3. permanecer calma e se concentrar continuamente no relaxamento de seu corpo por meio da prática da respiração e das imagens mentais (ver capítulos 4 e 8).

Desenrolar do trabalho de parto

Distinguir entre o verdadeiro trabalho de parto e o falso é uma tarefa difícil e nem mesmo os especialistas conseguem fazê-lo sempre. Saber diferenciá-los permitirá que você vivencie uma parte de seu trabalho de parto em casa e evitará um deslocamento inútil no caso de falso trabalho de parto.

Falso trabalho de parto

Durante os dois últimos meses da gravidez, é possível que o útero endureça e permaneça contraído durante alguns minutos em intervalos irregulares. Essas contrações podem favorecer a maturação do colo, processo durante o qual ele amolece e se afina. Antes do início do *verdadeiro trabalho de parto*, elas se tornarão cada vez mais intensas e a tensão se situará na parte inferior do abdome e na virilha. Essa dor se assemelha às cólicas menstruais.

Verdadeiro trabalho de parto

No começo do verdadeiro trabalho de parto, a mulher pode:

- sentir um ligeiro ganho de energia;
- sofrer dores na parte inferior da coluna e nos quadris;
- ter secreções vaginais;
- perder o tampão mucoso;
- constatar a ruptura das membranas ou *bolsa de águas*;
- observar uma mudança na duração e na intensidade das contrações;
- constatar que o repouso não tem nenhum efeito sobre as contrações.

Em caso de dúvida ou de incerteza, telefone para o lugar onde você deseja dar à luz. Se for em um centro hospitalar, peça o departamento de obstetrícia.

Vejamos agora detalhadamente os sintomas precedentes.[42]

Algumas mulheres sentem um inesperado **ganho de energia** que pode ser causado por uma queda da taxa do hormônio progesterona produzida pela placenta. Não se agite demais para não se cansar antes do trabalho de parto.

Dores lombares (parte inferior das costas) e **sacro-ilíacas** (sacro e bacia) podem se manifestar. Elas se tornam mais fortes por causa da ação do hormônio relaxina nas articulações pélvicas.

As **secreções vaginais** podem aumentar sob o efeito da congestão da mucosa vaginal. Algumas mulheres têm pequenas perdas sanguíneas.

Cuidado: aprenda a distinguir entre hemorragia e perda sanguínea normal. Se você perde pequenas quantidades de sangue de maneira contínua, dirija-se ao lugar onde deseja dar à luz sem fazer esforços violentos.

Perda do **tampão mucoso**. O tampão mucoso é uma massa gelatinosa que se assemelha à clara de ovo coagulada. Ele bloqueia o colo do útero durante a gravidez e protege o bebê contra os micróbios da vagina.

As **membranas** (formando um envelope no qual banha o bebê) podem se romper, deixando escapar um líquido incolor pela vagina. É o líquido amniótico. Deite-se e deixe o líquido escorrer (use um absorvente higiênico para absorvê-lo). Em seguida, dirija-se calmamente para o lugar onde você deseja dar à luz.

As **contrações** mudam. Elas se tornam **mais regulares, mais intensas e mais próximas**.

Após um banho relaxante de uma duração máxima de 20 minutos, o repouso **não surte nenhum efeito nas contrações**.

---

42. Wieland Ladewig, P. London, M. L. e S. Brookens Olds, *Soins infirmiers maternité et néonatalogie*, Éditions du Renouveau Pédagogique, Saint-Laurent, 1992, 1002 páginas.

Verdadeiro e falso trabalho de parto

Características	Falso trabalho de parto	Verdadeiro trabalho de parto
Intervalos entre duas contrações.	Irregulares.	Regulares. Cada vez mais curtos.
Intensidade das contrações.	Variável.	Cada vez mais fortes.
Efeito do repouso nas contrações.	Eventualmente elas param.	Nenhum.
Corrimento.	Normalmente ausente. Às vezes, perda do tampão mucoso.	Corrimento normalmente presente. Ligeiro corrimento com filamentos sanguíneos (o colo se afina, dilata-se). Perda do tampão mucoso. Ruptura das membranas.
Colo do útero.	Muitas vezes sem nenhuma mudança.	Afinamento. Dilatação.

Se você está esperando seu primeiro bebê, dirija-se ao centro hospitalar ou a um outro lugar quando:

- suas contrações são regulares, a cada cinco minutos após pelo menos uma hora; e que... você tomou um banho para relaxar, deitou-se e as contrações persistem; ou que...

- você tem um corrimento de líquido amniótico (A *bolsa de água* se rompeu).

Se você está esperando seu segundo bebê ou mais, leve em conta a duração do seu primeiro parto e discuta sobre isso com o seu médico. Em princípio, apresente-se quando:

- as contrações são regulares, a cada dez minutos após uma hora; ou...

- se há ruptura das membranas ou...
- se você tem corrimento sanguíneo.

Em caso de dúvida, telefone para o seu centro hospitalar ou para o seu médico.

Evolução do trabalho de parto

O trabalho de parto da mulher que dá à luz se divide em três estágios.[43]

Estágios do trabalho de parto		
Estágio 1	Dilatação do colo do útero de 1 a 10 cm.	Fase de latência.
		Fase ativa.
Estágio 2	Expulsão do bebê.	
Estágio 3	Expulsão da placenta.	

Durante um trabalho de parto normal, o estágio 1, ou seja, o estágio da dilatação do colo de 1 a 10 cm, divide-se em duas fases: a fase de latência e a fase ativa.

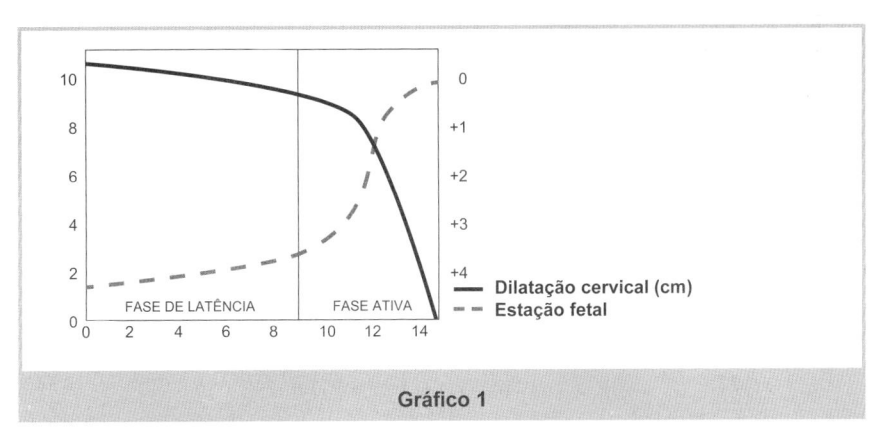

Gráfico 1

---

43. Friedman, E. A., "Normal labor". In: Emanuel A. Friedman (Ed.), *Labor: Clinical evaluation and management*, Vol. 2, Appleton-Century-Crofts, Nova York, 1978, p. 1-58.

A **fase de latência** caracteriza-se por uma dilatação lenta e pouco importante do colo do útero e por uma ligeira descida do bebê.

A **fase ativa** caracteriza-se por uma dilatação mais rápida do colo, até a dilatação completa, e por uma nítida descida do bebê.

Estágio 1: Dilatação do colo do útero de 1 a 10 cm

Fase de latência

O período de latência caracteriza-se por contrações de frequência e de intensidade irregulares, podendo se tornar intensas. Antes de poder se dilatar completamente, o colo do útero se afina sob o efeito de numerosas contrações.

Durante esse período, fique calma e paciente. Não desanime se o colo se dilata pouco. É absolutamente normal, mesmo após várias horas de contrações. Conserve tanto quanto possível suas reservas de energia.

Se as contrações se intensificarem, pratique a respiração abdominal (ver capítulo 4).

Durante as contrações mais fortes, escolha uma posição confortável, relaxe a bacia encaixando-a se possível, e descontraia a

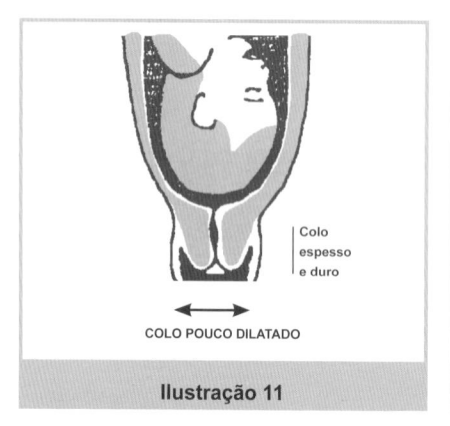

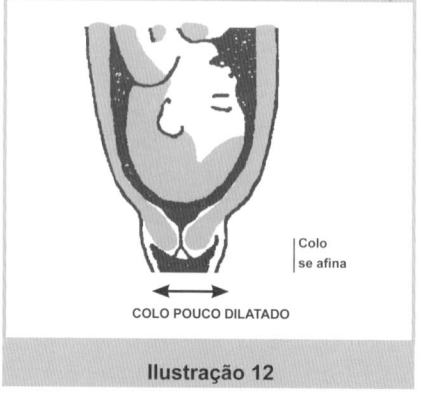

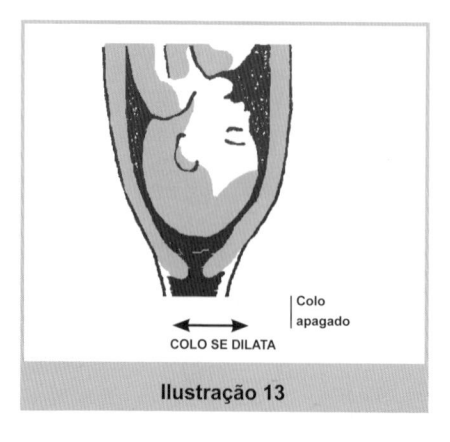

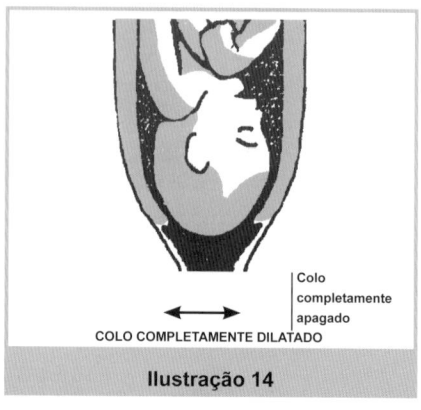

Ilustração 11 — Colo espesso e duro / COLO POUCO DILATADO

Ilustração 12 — Colo se afina / COLO POUCO DILATADO

Ilustração 13 — Colo apagado / COLO SE DILATA

Ilustração 14 — Colo completamente apagado / COLO COMPLETAMENTE DILATADO

tensão do períneo profundo relaxando as nádegas.

Papel do companheiro
Durante a contração, apoie a mulher na sua prática das respirações (ver capítulo 4). Massageie com a ponta dos dedos o seu abdome fazendo movimentos circulares. Se for o caso, crie uma dor em uma zona reflexa (ver capítulo 6).

Fase ativa

O colo já está maduro, isto é, pronto para abrir-se largamente (até 10 cm) sob o efeito das contrações e do apoio da cabeça do bebê. Comparando com a fase de latência, o colo dilata-se muito mais rapidamente. As contrações provavelmente serão muito fortes, bastante longas e próximas.

Confie em sua capacidade de utilizar eficazmente as técnicas para modular a dor.

Para que o colo se dilate completamente, são necessárias inúmeras contrações intensas. Abaixo, veja um exemplo do colo dilato de 1 cm e de 10 cm.

Durante a contração, pratique a respiração abdominal rápida (ver capítulo 4). Permaneça calma e repouse entre as contrações.

Relaxe todo o corpo, particularmente o abdome, as pernas e as nádegas. Isso permite aliviar a tensão do períneo para que ele não resista por reflexo à pressão das contrações, o que aumentaria a intensidade da dor. Dirija sua atenção a outra coisa além da contração. Pense em sua respiração e em criar uma segunda dor em uma

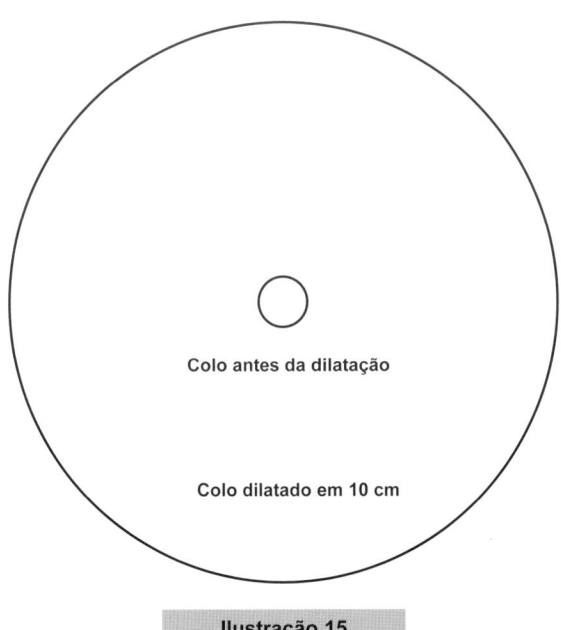

Colo antes da dilatação

Colo dilatado em 10 cm

Ilustração 15

zona reflexa (ver capítulo 6). Continue praticando as respirações, mesmo que não tenha mais vontade. Tente diferentes posições para aliviar o desconforto, não deixe de alongar as costas (ver capítulo 5).

Papel do companheiro

O papel do companheiro é primordial durante esse período. Por causa da força das contrações, o estado de consciência da mulher está muitas vezes alterado.

- Se ela sente dificuldade em seguir as instruções, seja firme e carinhoso ao mesmo tempo.
- Se ela teme não conseguir ir até o fim, tranquilize-a. Diga-lhe que é um bom sinal se sentir assim, pois isso significa que as contrações são muito intensas e que, provavelmente, ela está na fase ativa, e que, portanto, o colo do útero não vai demorar a se dilatar completamente.
- Ajude-a em suas respirações: encoraje-a a se concentrar.
- Crie um ambiente calmo e sereno.
- Mostre-lhe que você confia nela, dizendo-lhe: "Você vai conseguir, você pode fazê-lo, confio em você".
- Pratique as massagens criando uma dor em um outro lugar diferente daquele que está dolorido.
- Se for o caso, lubrifique seus lábios com um creme.
- Umedeça o seu rosto.
- Sugira posições.
- Principalmente, tente ser compreensivo.
- Pense em relaxar. O seu apoio é essencial para ela.

Desconfortos e soluções

Durante a fase ativa, talvez você observe alguns sintomas desagradáveis.

Náuseas e vômitos

Há várias décadas, as mulheres em trabalho de parto estão proibidas de consumir líquidos ou sólidos. É porque a digestão para durante o trabalho de parto e os alimentos ingeridos permanecem no estômago, provocando muitas vezes vômitos no fim da dilatação. Em caso de anestesia geral (a mulher está adormecida), os vômitos podem provocar complicações graves, temidas pelos anestesistas.

A água na temperatura ambiente, bebida em pequenos goles, permite uma hidratação indispensável durante o trabalho de parto. Como essa água não preenche o estômago, ela não cria riscos de vômitos.

Mudanças de humor

Não se deixe levar pelas emoções ou pelos pensamentos irracionais. Confie em seus recursos e mantenha a atenção nas respirações e nas técnicas para modular a dor. Permaneça calmo.

Sudorese intensa e arrepios incontroláveis

Essas sensações se sucedem às vezes e criam um desconforto. Reveja o que sua mulher está vestindo. Ajude-a a praticar uma respiração que lhe permita ficar calma.

Os dentes não param de bater e as pernas tremem

Execute movimentos de balanço das pernas. Massageie com a ponta dos dedos o interior das coxas. Continue praticando as respirações.

Estágio 2: Expulsão do bebê

A expulsão do bebê acontece normalmente quando o colo do útero está completamente dilatado. Vários fatores influenciam a duração e a facilidade da expulsão: o tamanho da cabeça do bebê, sua apresentação, a capacidade dos ossos da cabeça de se adaptarem à bacia e a habilidade da mãe em utilizar os músculos abdominais profundos e em relaxar os músculos perineais. Ainda que as contrações sejam intensas, frequentes e longas durante esse período, a dor se estabiliza e as mulheres relatam um alívio. Esse período dura em média uma hora e pode durar até duas ou três horas. É inútil desejar expulsar muito rapidamente. No capítulo 5, você verá diferentes posições e maneiras de expulsar o bebê.

Estágio 3: Expulsão da placenta

A expulsão da placenta acontece na hora seguinte ao nascimento do bebê e normalmente exige poucos esforços da mãe. Continue então a praticar as técnicas para modular a dor.

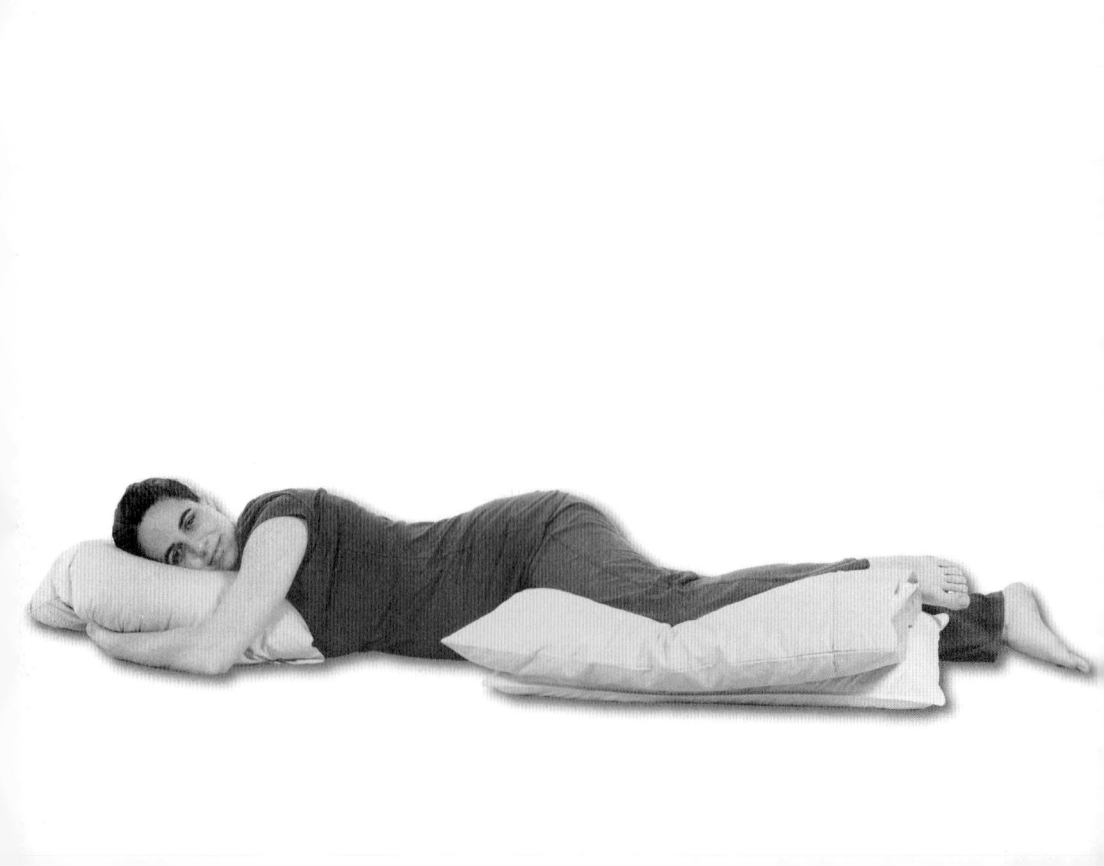

As respirações

As técnicas respiratórias estão na base de vários métodos de preparação para o nascimento. A respiração recorre aos centros nervosos superiores para controlar a dor. Dois mecanismos explicam como age o controle dos centros superiores do sistema nervoso: desencadeando a liberação de endorfinas, hormônios internos de controle da dor, e modificando a mensagem.

Graças às técnicas de respiração, você dirige sua atenção a uma outra coisa além da dor, e isto modifica a mensagem percebida pelo cérebro. Além do mais, a repetição de palavras-chave que acalmam e apaziguam, ou o fato de contar mentalmente as respirações, contribui para modificar a mensagem enviada ao cérebro.

As respirações são igualmente um excelente meio para dominar as situações de estresse intenso. De fato, elas oxigenam o organismo, favorecem o relaxamento e facilitam a circulação da energia. Você deve gerenciar os agentes de estresse ligados ao nascimento, pois o corpo prevê toda uma série de reações para fugir das agressões. O sistema simpático protege o corpo. Ele provoca, pela secreção de diferentes hormônios, entre os quais a adrenalina, um aumento da pressão arterial, do ritmo cardíaco, da contração muscular e da absorção de oxigênio. De fato, ao fixar-se nos mesmos receptores das endorfinas, ele inibe uma parte do efeito analgésico delas. Portanto é essencial que o estresse seja reduzido ao mínimo. A respiração, ao oxigenar, relaxa os músculos e quebra o círculo medo-tensão-muscular-dor.

Durante e entre as contrações, as respirações servem para relaxar e manter a atenção em um pensamento positivo. As técnicas de posicionamento do corpo e de respiração ajudam a conservar um ambiente calmo.

Você domina o estresse respirando corretamente.

Sumário do capítulo 4: As respirações

Objetivos	Meios
Gerenciar o estresse, relaxar e aproveitar os períodos de repouso.	Prática da respiração abdominal.
Concentrar-se e gerenciar a dor.	Prática da respiração abdominal.
Expulsar o bebê.	Graças ao reflexo expulsivo ou pela prática da respiração expulsiva.
Favorecer a participação do acompanhante no gerenciamento da dor.	Conhecimento das respirações e de seus efeitos.

Na respiração, o papel do acompanhante é essencialmente o de um guia. Durante e entre as contrações, ele guia a mulher na execução adequada das respirações e a ajuda a se concentrar na respiração e não na dor.

O papel da mulher consiste em praticar as respirações todos os dias (menos a respirações expulsiva). Ela as utiliza de maneira contínua durante o desenrolar do parto e se concentra nessas respirações.

Preparação para as respirações

Verifique o posicionamento de seu corpo (capítulo 1). Favoreça o alongamento das costas, quer você esteja na posição horizontal ou vertical. Para verificar se a sua posição está adequada, expire encolhendo e subindo o umbigo graças aos abdominais profundos.

1. Comece sempre com a expiração. Relaxe toda a tensão na boca e nos lábios para que os músculos do períneo permaneçam flexíveis.
2. Inspire sem esforço. Relaxe a barriga e deixe-a se encher sozinha. Inspire partindo da parte de baixo da barriga para o alto.
3. A expiração é normalmente mais longa do que a inspiração. Esse ritmo previne a hiperventilação e permite a liberação de endorfinas.
4. Efetue uma dezena de respirações abdominais todos os dias. Se a sua pressão arterial subir, se os calores aparecerem, se o seu rosto ficar vermelho ou se tiver falta de ar, modifique o ritmo de sua respiração. Adote uma posição meio sentada, sentada ou de pé.

5. Observe-se durante o desenrolar do trabalho de parto e do parto. É provável que você não esteja efetuando as respirações corretamente se você ou seu companheiro mostrar um dos seguintes sinais: rosto pálido ou vermelho, maxilar e dentes cerrados, rosto tenso, mãos crispadas ou artelhos esticados. Intervenha delicadamente e diga: "vamos respirar juntos". Depois pratique a respiração apropriada.

6. Aproveite os períodos entre as contrações para repousar. Pratique as respirações lentas e profundas, principalmente entre as contrações mais intensas.

7. Combine respirações e massagens.

Pratique sempre a expiração relaxando os lábios, a boca e as nádegas.

As diferentes respirações

Para vivenciar o parto sem estresse, você deve dominar a técnica respiratória e o posicionamento do corpo durante a gravidez.

Respiração	Descrição	Utilização
Respiração abdominal	Respiração lenta e profunda. Expire pelo nariz encolhendo e subindo o umbigo. Inspire passivamente	Para relaxar no decorrer da vida cotidiana. Entre cada contração. No decorrer do trabalho de parto, se for confortável.
Respiração abdominal rápida ou cantante.	Mesma respiração abdominal. Expire um fio de ar ou cante diferentes sons: aaaa, eeee, iuuuu.	Durante as contrações intensas e longas.
Respiração abdominal, boca aberta.	A mulher inspira e expira com a boca bem aberta, como se ela estivesse comendo um alimento muito quente.	Somente quando o colo ainda não está completamente dilatado e você tem vontade de empurrar.
Respiração expulsiva[44] (empurrão fisiológico).	Respiração abdominal com longas expirações, períneo relaxado.	Quando o reflexo expulsivo não foi desencadeado e você precisa empurrar.

---

44. Roberts, J. E., Goldstein, S. A., Gruener, J.-S., Maggio, M. e C. Mendez-Bauer, "A descriptive analysis of involuntary bearing-down efforts during the expulsive phase of labour", *Journal of Obstetric, Gynecologic & Neonatal Nursing*, 16 (1987), p. 48-55.

Respiração abdominal

Respiração lenta e profunda que permite oxigenar e relaxar o corpo.

TÉCNICA

1. Posicione o corpo segundo as indicações do capítulo 1. O queixo é levemente trazido em direção ao peito e as costas se alongam, mas sem se curvar.
2. Expire pelo nariz encolhendo e subindo o umbigo.
3. Relaxe a boca e os lábios.
4. Relaxe os músculos das nádegas.
5. Inspire passivamente. O ar penetra sozinho no abdome e se dirige para cima.

UTILIZAÇÃO

- Entre cada contração.
- No decorrer do trabalho de parto, se for confortável.
- No decorrer da vida cotidiana, quando as tensões são grandes.

Respiração abdominal rápida ou cantante

Variante da respiração abdominal clássica. Todas as etapas são as mesmas, mas em vez de **expirar pelo nariz você expira pela boca**. O fato de assoprar o ar quente ou de cantar alguns sons favorece a expiração e a descontração em algumas mulheres.

TÉCNICA

1. Posicione o corpo segundo as indicações do capítulo 1.
2. Expire encolhendo e subindo o umbigo.
3. Assopre um fio de ar quente ou cante diferentes sons: aaaa, eeee, iuuuu, relaxando a boca e os lábios.
4. Relaxe as nádegas.
5. Inspire passivamente. O ar penetra sozinho no abdome e se dirige para cima.

UTILIZAÇÃO

Durante as contrações longas e intensas.

Respiração abdominal, com a boca aberta

Outra variante da respiração abdominal que você pode utilizar para controlar a vontade de empurrar. Existem duas razões para isto:

- o colo ainda não está dilatado;
- ou é preciso diminuir a força na hora de empurrar o bebê para proteger o períneo.

Nos dois casos, a vontade de empurrar é extremamente forte. A respiração abdominal, com a boca aberta, pode ajudá-la.

Evite as posições verticais (de pé) e privilegie as posições passivas: de quatro, ou deite-se de costas, com as pernas nos estribos.

As respirações

Técnica

1. Posicione o corpo segundo as indicações do capítulo 1. O queixo é levemente trazido em direção ao peito e as costas se alongam.
2. Expire sem forçar, com a boca bem aberta, como se você estivesse comento um alimento muito quente.
3. Assopre lentamente em pequenos movimentos relaxando a boca e os lábios.
4. Relaxe os músculos das nádegas.

Utilização

Somente quando o colo não está completamente dilatado e que a mulher tem vontade de empurrar.

Respiração expulsiva (empurrão fisiológico)

A pressão da cabeça do bebê sobre o assoalho pélvico desencadeia o **reflexo expulsivo**, uma contração reflexa do útero. Você sente vontade de empurrar e as contrações uterinas tornam-se quase irresistíveis.

Esse reflexo expulsivo pode não aparecer se, com a dilatação completa, você expulsar voluntariamente, sem a presença do reflexo, ou se você tiver recebido uma peridural (as sensações podem ser inexistentes).

Nesse momento, pratique a respiração expulsiva.

Técnica

Fazer grandes expirações abdominais, encolhendo, subindo o umbigo e relaxando as nádegas.[45]

Utilização

Na ausência do reflexo expulsivo.

Acompanhamento

Durante a expulsão, o acompanhante apoia e encoraja a mulher. Um adequado conhecimento da expulsão permite que ele intervenha eficazmente.

Ainda que relativamente simples, essas técnicas respiratórias serão uma preciosa ajuda para reduzir a dor, se você as dominar antes do acontecimento. Para maximizar os seus efeitos, associe-as a pensamentos positivos do tipo: "Minha respiração me ajuda a permanecer calma e a ter confiança".

Ao longo do próximo capítulo, você irá descobrir algumas posições benéficas para favorecer o desenrolar do trabalho de parto, a expulsão do bebê e o bem-estar da mãe.

---

45. Calais-Germain, B., *Le périnée féminin et l'accouchement,* Éditions DésIris, Méolans-Revel, 1996, 158 página.

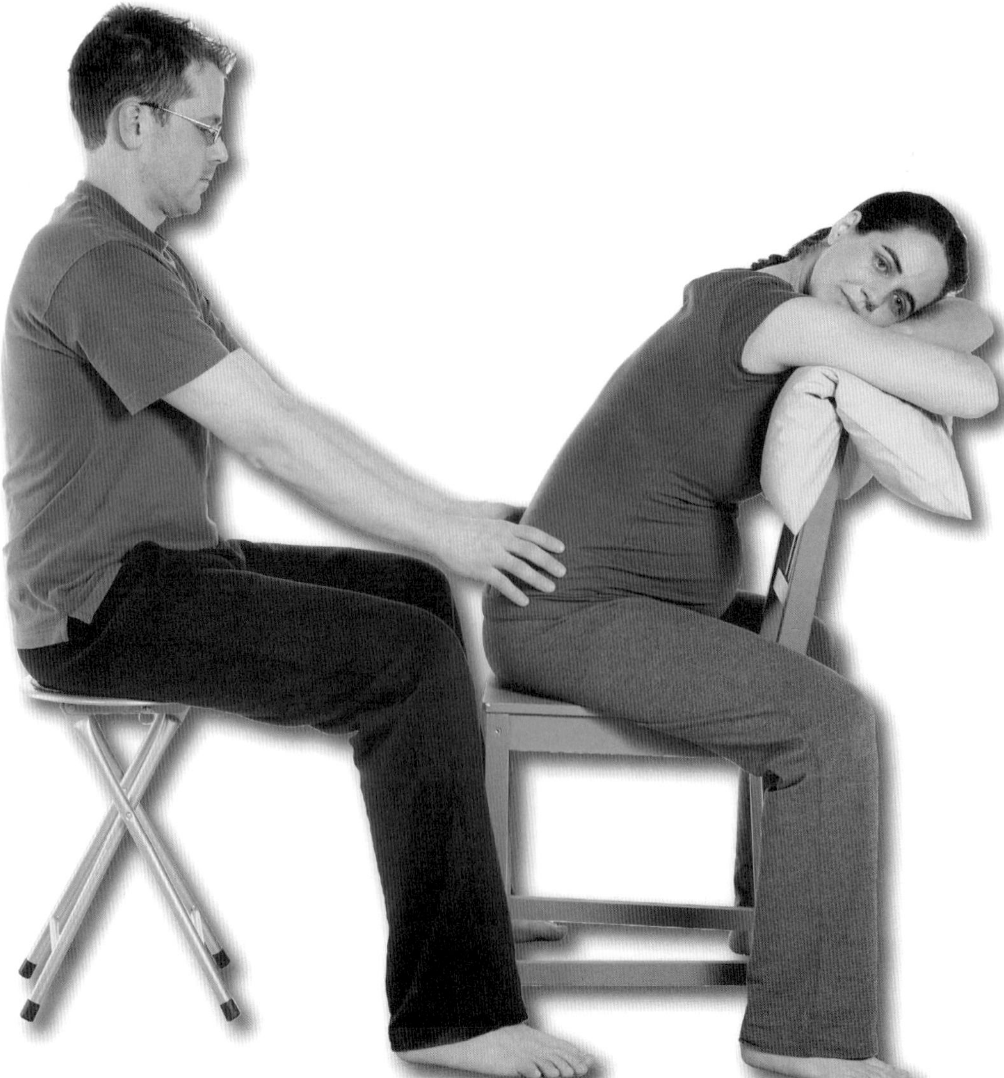

Movimentar

O tempo em que as mulheres estavam proibidas de se deslocarem durante o trabalho de parto e o parto já não existe mais. A prática de diferentes posições durante o trabalho de parto aumenta a eficácia das contrações (sem alterar a sua frequência) e pode, portanto, ter um efeito sobre a duração do trabalho de parto.[46][47]

Não existe uma posição universal. As posições satisfatórias durante o trabalho de parto variam para cada mulher, e para uma mesma mulher variam de acordo com os estágios do parto.

As posições descritas neste capítulo são propostas para que você perceba o seu corpo, para aliviar certos desconfortos e para despertar em você a vontade de descobrir as maneiras de se fazer bem, e ao mesmo tempo favorecer a fisiologia durante a gravidez e o parto.

Quanto mais você experimentar posturas diferentes durante a gravidez, tomando consciência das sensações e dos benefícios, mais você será criativa no dia do nascimento. Você pode inventar posições e movimentos que irão aliviar, diminuir a dor e agir favoravelmente na evolução do trabalho de parto.

Variar as posições:
1. previne o acúmulo de tensões no mesmo lugar;
2. favorece a massagem;
3. contribui para o conforto da mulher;
4. reduz as necessidades de analgésicos;[48]
5. facilita o posicionamento e a descida do bebê na bacia na mãe.

---
46. Roberts, J., "Maternal position during the first stage of labour". In: I. Chalmers, M. Enkin e M.J.N.C. Keirse (Eds.), *Effective care in pregnancy and childbirth*, Oxford University Press, 1989, p. 883-892.
47. Roberts, J. E., Mendez-bauer, C. e D. A. Wodell, "The effects of maternal position on uterine contractility and efficiency", *Birth*, 10, 4 (1983), p. 243-249.

---
48. Caldeyro-Barcia, R., "The influence of maternal position on time of spontaneous rupture of the membranes, progress of labor, and fetal head compression", *Birth and the Family Journal*, 6, 1 (1979), p. 7-15.

Sumário do capítulo 5: Movimentar

Objetivos	Meios
Dar alívio à mulher durante todas fases do trabalho de parto	Prática de posições de relaxamento e de massagem.
Otimizar os esforços da mãe durante a expulsão.	Conhecimento dos mecanismos que favorecem a expulsão do bebê. Conhecimento e prática de diversas posições expulsivas. Presença contínua e eficaz de um acompanhante.
Favorecer a participação ativa do acompanhante ao lado de sua companheira.	Apoio à prática das posições e das massagens que favorecem o relaxamento da mulher. Apoio à prática das posições que favorecem a expulsão.

No parto, o papel do acompanhante consiste em ajudar a mulher a gerenciar sua dor graças às posturas para massagear e dar alívio durante o trabalho de parto. No momento da expulsão do bebê, o papel do acompanhante é primordial. Ele consiste em ajudar a mulher a otimizar os seus esforços durante a expulsão por meio da adoção de uma posição adequada.

O papel da mãe consiste em concentrar sua atenção nas posições que irão aliviá-la e contribuirão para fazer o seu bebê descer e sair.

Movimentar durante o trabalho de parto ativo

INSTRUÇÕES GERAIS

- Vigie o posicionamento do corpo. Evite a compressão das vértebras e trabalhe de preferência **alongando as costas**. Isso libera o diafragma.
- Para reduzir a dor e para facilitar o posicionamento correto do bebê no útero (as costas do bebê contra a sua barriga) **deixe sua barriga livre**.[49] Fique, por exemplo, na posição de pé, inclinada para a frente, na posição de quatro, ou apoiada no

---

[49]. Calais-Germain, B., *Le périnée féminin et l'accouchement*, Éditions DésIris, Méolans-Revel, 1996, 158 páginas.

encosto de uma cadeira ou no companheiro, com as nádegas projetadas para trás.
- Estire seu corpo em todas as direções criando um **ângulo coxa-coluna inferior a 90°** para prevenir uma curvatura na parte inferior da coluna. Para guiá-la, tente posições agachadas, com os pés paralelos, os braços para cima e apoiados em seu companheiro ou na cama.
- Libere o diafragma estirando ou **suspendendo a parte superior do corpo**.
- **Varie as posições**. Evite as posições deitadas de costas durante as contrações. Nessa posição, a compressão da articulação sacro-ilíaca (bacia-coxa) é importante e provoca a dor.
- **Relaxe os abdominais e as pernas** para evitar as tensões que aumentam a dor. **Descontraia o seu períneo profundo** relaxando as nádegas. Assopre descontraindo as bochechas e os lábios. Entregue-se e se apoie totalmente em seu companheiro ou em um suporte. Imagine que você está mole por dentro.
- Toalhas quentes podem ser aplicadas sobre o abdome e as costas para relaxar e aliviar (estimulação não dolorosa).
- Se você observar, depois de algum tempo, que sua posição não lhe dá alívio ou que o bebê não desce, experimente outras posições. Confie naquilo que você está sentindo.

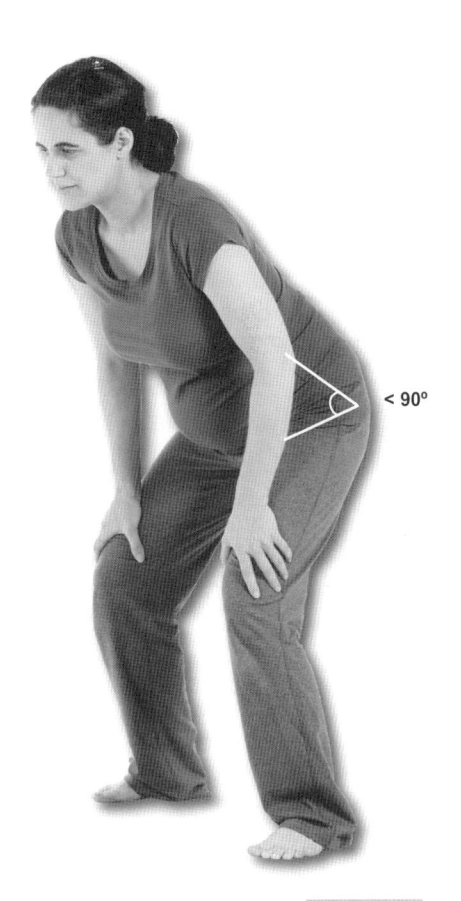

< 90°

Fig. 44

Durante a fase de latência, o colo do útero amadurece, dilata-se um pouco e se prepara para não resistir sob a ação das contrações mais intensas da fase ativa. As posições de pé ou em movimento podem então se revelar benéficas.

As posições de quatro, semissentada ou deitada convêm muito mais para as contrações bem mais intensas, próximas e longas da fase ativa.

Não hesite em experimentar diferentes posições. Os monitores que servem para acompanhar a progressão do ritmo cardíaco da criança e a intensidade das contrações talvez a incomodem. Mesmo assim, varie as posições tomando o cuidado de estabilizar o sensor durante os seus deslocamentos. Se necessário, o acompanhante pode reorientá-lo, mantendo-o sempre no mesmo lugar sobre a barriga da mãe, para que o aparelho registre os dados.

Posição de pé, com uma perna dobrada

De pé, com um pé sobre uma cadeira, o peso bem distribuído sobre o joelho dobrado, balance a bacia de frente para trás respirando lentamente. A perna dobrada retira uma certa parte das tensões acumuladas na parte inferior das costas.

Utilização

- Durante as contrações no início do trabalho de parto.

Vantagens

- A barriga fica mais livre.
- As costas estão alongadas e estiradas.
- O ângulo costas-coxa é inferior a 90°.
- Facilita a prática das massagens.

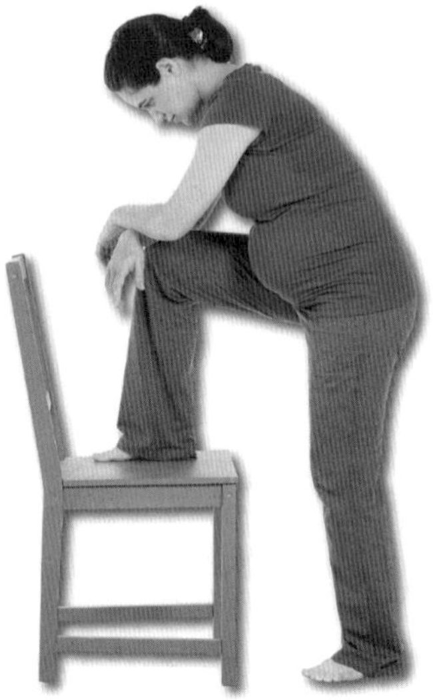

Fig. 45

Posição alongada

No exame para medir a dilatação do colo, o companheiro segura, com as mãos, as pernas da mulher que normalmente deve estar deitada de costas.

Utilização

Esta posição pode ser praticada durante os exames ginecológicos, especialmente quando as contrações são próximas.

Vantagem

Dando suporte aos joelhos:

- os músculos abdominais, os adutores e o períneo se relaxam;

- atenuam-se os desconfortos provocados pela contração;
- o próprio exame vaginal é facilitado.

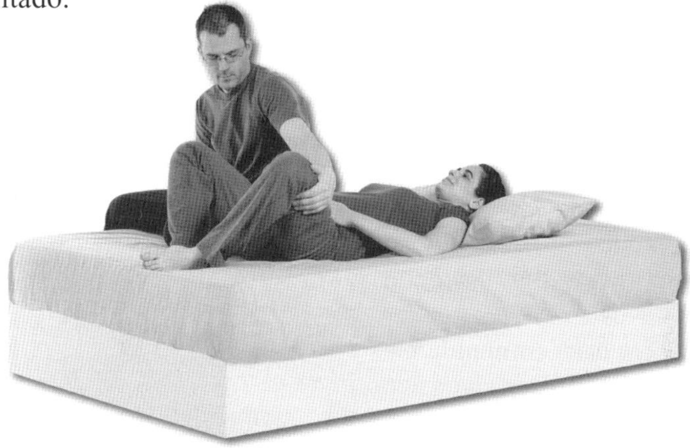

Fig. 46

Posição de pé, apoiada de frente contra a parede

Em pé, apoiada contra a parede, com os braços alongados, com uma perna apoiada no chão, dobrada e levada para a frente para obter um ângulo costas-coxa inferior a 90°, enquanto a outra perna está esticada para trás. Balance suavemente a bacia para um lado e depois para o outro.

UTILIZAÇÃO

- Durante as contrações médias.

VANTAGENS

- A barriga fica mais livre.
- A parte superior do corpo está em suspensão.
- As costas estão alongadas e estiradas.
- A veia cava não sofre compressão.

- Facilita a prática das massagens.
- O ângulo costas-coxa é inferior a 90°.
- O bebê se mexe em sua bacia graças aos pequenos movimentos dos quadris.

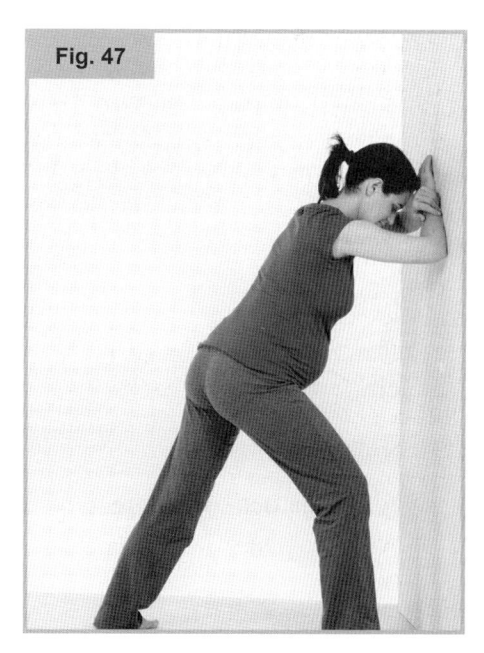

Fig. 47

Posição meio de pé, com o companheiro, apoiada de frente para a parede

Varie a posição anterior sentando-se sobre a coxa de seu companheiro, que está em pé atrás de você.

1. Sente-se sobre a coxa de seu companheiro que está em pé atrás de você.
2. Apoie a parte superior de seu corpo contra a parede diante de você.
3. Confie em seu companheiro. Relaxe os abdominais, as pernas, as nádegas e o períneo profundo colocando o peso sobre a coxa de seu companheiro. Imagine que você está mole por dentro.
4. Mexa a bacia seguindo os movimentos suaves induzidos pela coxa de seu companheiro.

UTILIZAÇÃO

- Durante as contrações médias.

VANTAGENS

Além das vantagens da posição anterior:

- Os músculos abdominais, os adutores e o períneo estão relaxados graças ao peso distribuído sobre a coxa do companheiro.

Fig. 48

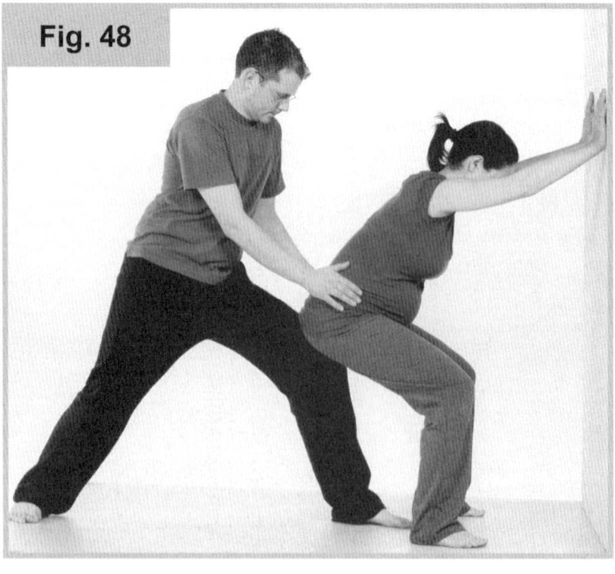

Posição de joelhos, apoiada para a frente

De joelhos, apoiada em uma cadeira, balance a bacia de um lado para o outro. O peso do corpo está na parte de trás e o ângulo costas-coxa é inferior a 90°. Para maior conforto, coloque uma almofada entre as coxas e as panturrilhas.

Utilização

- Durante as contrações médias.

Vantagens

- A barriga fica mais livre.
- A veia cava não sofre compressão.
- O canal pélvico fica liberado.
- Facilita a prática das massagens.
- A parte superior do corpo fica suspensa.
- **Facilita a rotação do bebê para uma posição posterior ou transversal**.
- Facilita a descida do bebê.

Fig. 49

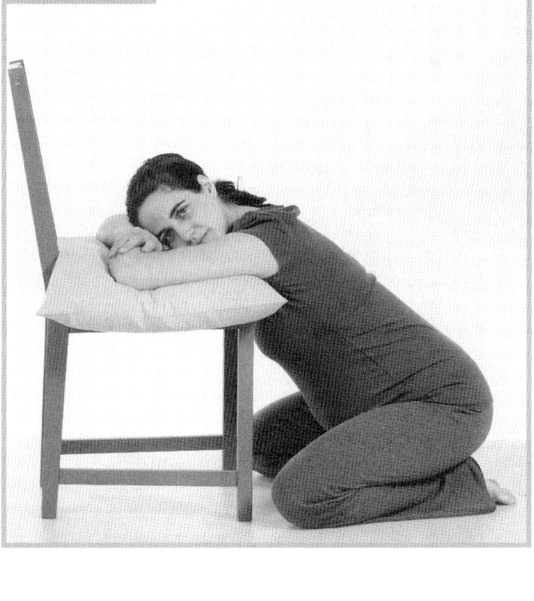

Posição de joelhos e com o companheiro

As costas têm tendência a se curvar, criando uma pressão sobre as vértebras. Para corrigir a situação, pratique a seguinte posição.

1. Sente-se sobre a coxa de seu companheiro, que está de joelhos atrás de você.
2. Apoie a parte superior do corpo em uma bola ou em uma cadeira.
3. Balance a bacia seguindo os suaves movimentos induzidos pela coxa de seu companheiro.
4. Relaxe os abdominais, as pernas, as nádegas e o períneo profundo apoiando todo o seu peso na coxa de seu companheiro.

Utilização

- Durante as contrações fortes.

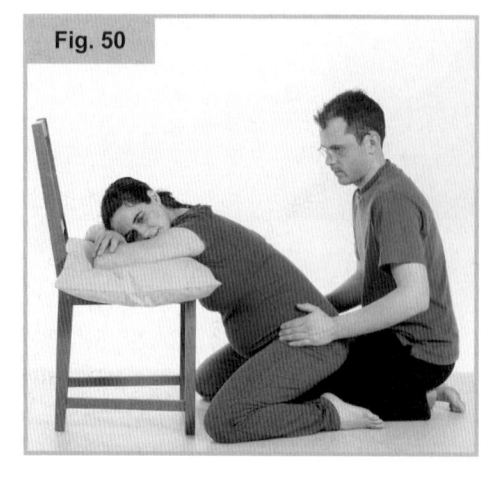

Vantagens

Além das vantagens da posição anterior:

- As costas estão alongadas e estiradas.
- Os músculos abdominais, os adutores e o períneo estão relaxados graças ao peso distribuído sobre a coxa do companheiro.

Posição sentada em uma cadeira, em uma bola ou nas pernas do companheiro, e inclinada para a frente

Sente-se em uma cadeira, com a parte da frente do corpo apoiada contra o encosto da cadeira.

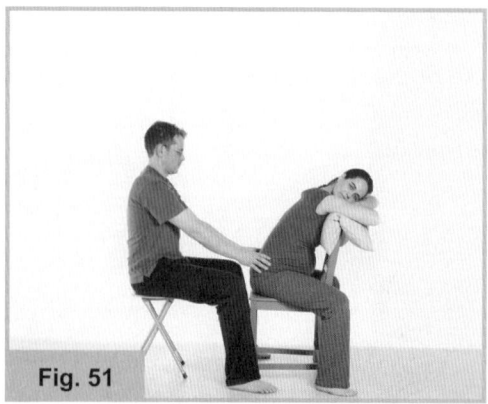

Fig. 50

Fig. 51

Essa posição também pode ser praticada com uma bola. Sente-se sobre ela com as pernas abertas e apoiadas no chão para manter o equilíbrio. No início do trabalho de parto você, poderá se balançar estabilizando-se com as pernas.

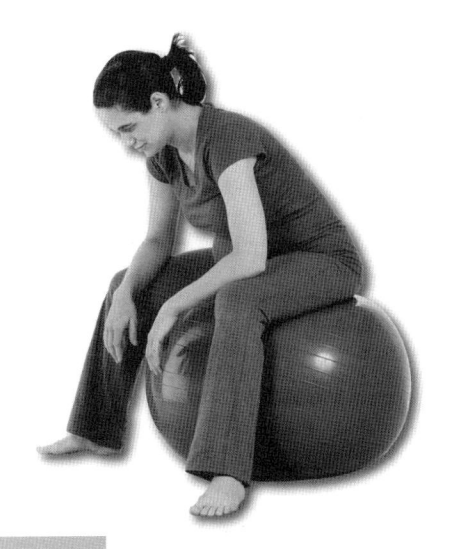

Fig. 52

Uma outra variante consiste em substituir a bola pelo companheiro, que mexe suavemente suas pernas para ajudá-la a mobilizar sua bacia.

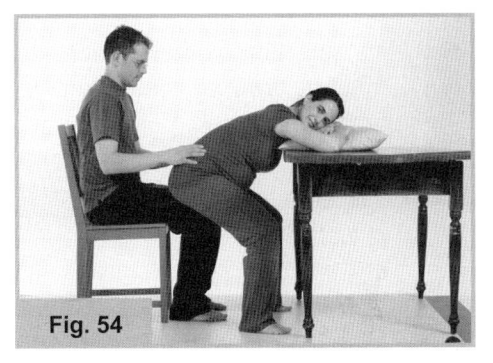

Fig. 54

Durante as contrações importantes, repouse a parte superior do corpo em uma mesa e peça para massagearem a parte inferior das costas.

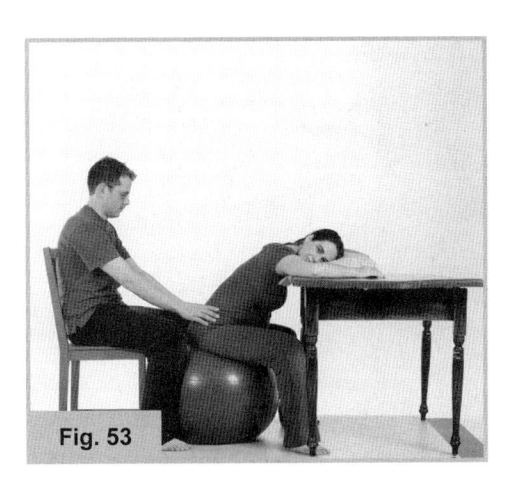

Utilização

- No início do trabalho de parto, balançando-se.
- Durante o trabalho de parto mais intenso, apoiando a parte superior do corpo contra uma cadeira.
- Para fazer o bebê descer.

Vantagens

- A barriga fica mais livre.
- As costas estão alongadas e estiradas quando a parte superior do corpo está apoiada no encosto da cadeira ou na mesa.
- O ângulo costas-coxa é inferior a 90°.
- A parte superior do corpo fica suspensa.
- As pernas, os músculos abdominais, os adutores e o assoalho pélvico estão relaxados.
- Favorece a massagem da parte inferior das costas.

Fig. 53

Posição de joelhos, com o peito e os braços apoiados nas costas do companheiro que está na posição de quatro

1. O seu companheiro fica de quatro, com as costas retas e um travesseiro colocado sobre elas.
2. Fique de joelhos, perpendicular a ele.
3. Apoie os braços, o peito e a cabeça no travesseiro.
4. O companheiro induz os movimentos de balanço e de rotação.
5. Você o acompanha praticando as respirações e relaxando as nádegas.

Coloque um travesseiro sob os seus joelhos, caso o companheiro seja muito alto. Ele dobra os cotovelos e afasta os joelhos para abaixar as costas.
Uma terceira pessoa pode massagear a parte inferior de suas costas.

UTILIZAÇÃO

- Durante as contrações fortes.

VANTAGENS

- A barriga fica mais livre.
- As costas estão alongadas e estiradas.
- A parte superior do corpo fica suspensa.
- Os abdominais estão relaxados.
- O companheiro induz o movimento, obrigando a mulher a relaxar a bacia.
- O companheiro está bem perto de você para tranquilizá-la.
- Facilita a massagem feita por uma terceira pessoa.

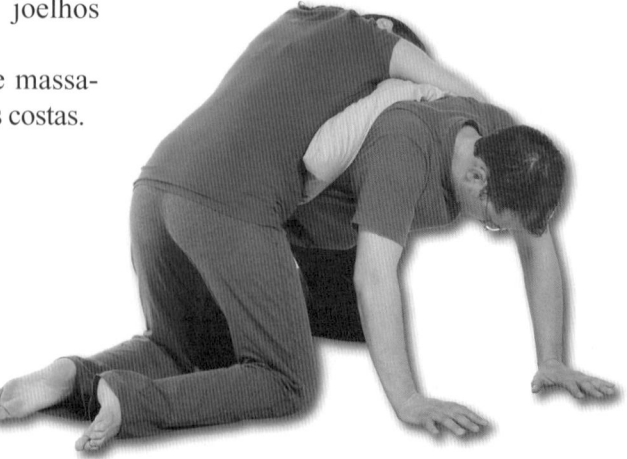

Fig. 55

Posição de cócoras, com os braços suspensos

A posição de cócoras, com os braços suspensos e os pés paralelos, é uma outra variante que pode **favorecer a descida do bebê**.

A prática dessa posição na cama para parto pode ser facilitada se você utilizar uma barra de suspensão ou o companheiro para ajudá-la a manter o equilíbrio e para liberar o diafragma.

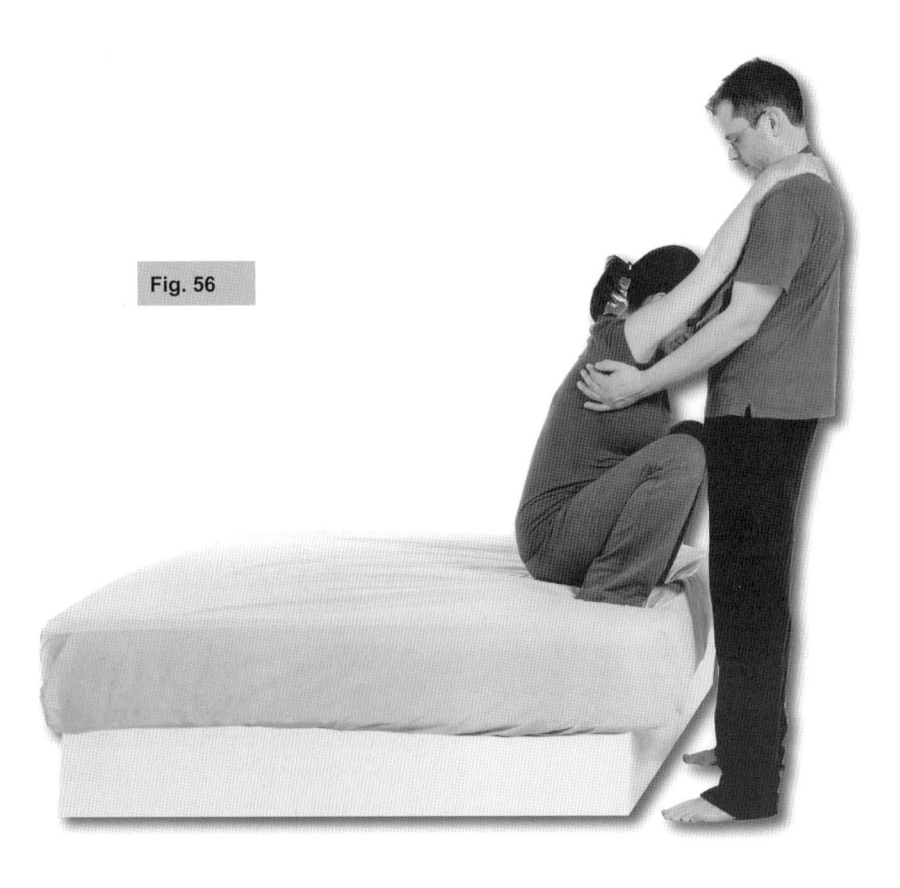

Fig. 56

Posição de cócoras, sentada sobre as nádegas

Para algumas mulheres, a posição de cócoras é difícil de ser mantida. Uma variante consiste em você se sentar sobre as nádegas, enquanto o seu companheiro, que está sentado em uma cadeira, retém o peso da parte superior do corpo com os joelhos. Para um maior conforto, coloque uma almofada sob as nádegas.

UTILIZAÇÃO

- Para fazer o bebê descer.
- Não utilizar para expulsar o bebê, por causa da dificuldade para proteger os músculos do períneo.[50][51]

VANTAGENS[52]

- A veia cava não sofre compressão.
- As contrações são mais fortes e mais frequentes.
- **Os diâmetros da bacia aumentam.**
- **A gravidade favorece a descida do bebê.**

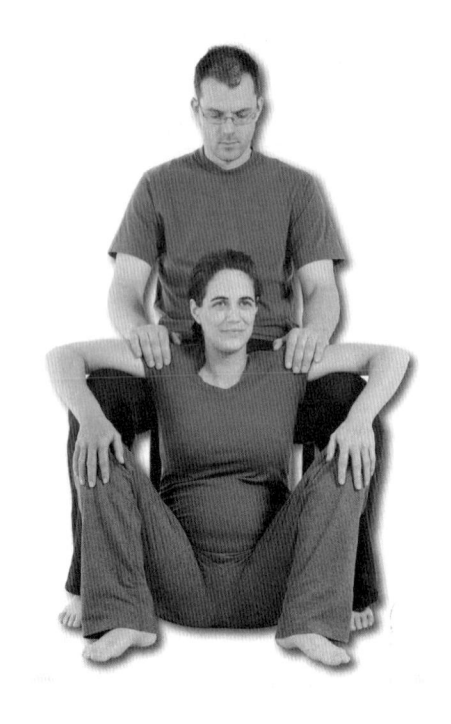

Fig. 57

Posição aberta deitada de lado

Deitada, de preferência sobre o lado esquerdo, com a cabeça apoiada no travesseiro, dobre o joelho direito e coloque-o sobre um outro travesseiro. O ângulo costas-coxa deve ser inferior a 90°. O braço esquerdo fica na sua frente. Aproveite essa posição para que alguém massageie a parte inferior de suas costas.

UTILIZAÇÃO

- No fim do trabalho de parto, durante as contrações mais fortes.

---

50. Allahbadia, G. N. e P. R. Vaidya, "Squatting position for delivery", *Journal of the Indian Medical Association*, 91, 1, (1993), p. 13-16.
51. Golay, J., Vedam, S e L. Sorger, "The squatting position for the second stage of labor: effects on labor and on maternal and fetal well-being", *Birth*, 20, 2 (1993), p. 73-78.
52. Gardosi, J., Hutson, N. e C. B. Lynch, "Randomised, Controlled trial of squatting in the second stage of labour", *Lancet*, 2 (1989), p. 74.

- Essa posição pode ajudar o bebê a se encaixar e descer na bacia da mãe, quando a perna dobrada está bem mais próxima do peito.

VANTAGENS

- As costas estão alongadas e estiradas.
- A parte inferior das costas fica aliviada da pressão da barriga.
- O ângulo costas-coxa é inferior a 90°.
- O corpo está em assimetria para ajudar no posicionamento do bebê e na sua descida na bacia, quando a perna dobrada está bem próxima do peito.
- Estar deitada do lado esquerdo favorece a circulação sanguínea.
- As costas ficam livres, o que permite as massagens.

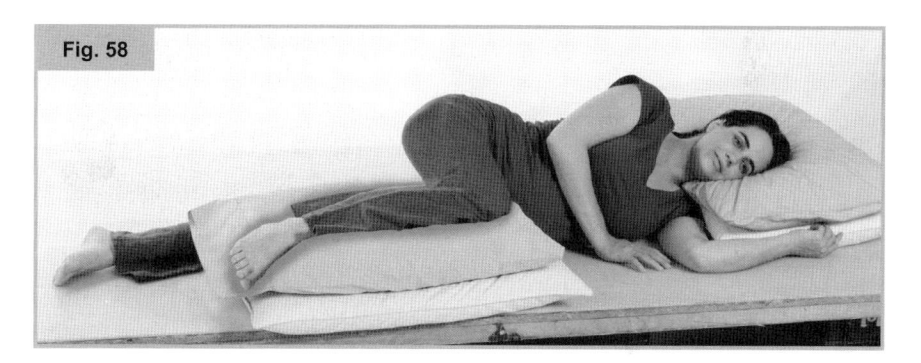

Fig. 58

Vontade irresistível de empurrar. Posição fechada deitada de lado

É possível que a mulher tenha vontade de empurrar ainda que o colo do útero não esteja completamente dilatado.

Para combater esse desejo, pratique a **respiração abdominal com a boca bem aberta** (ver capítulo 4). Adote uma posição descontraída para reduzir a pressão sobre o períneo, por exemplo, a posição fechada deitada de lado, a posição sentada apoiada para a frente ou a posição de quatro, com a barriga mais livre. Relaxe completamente as nádegas.

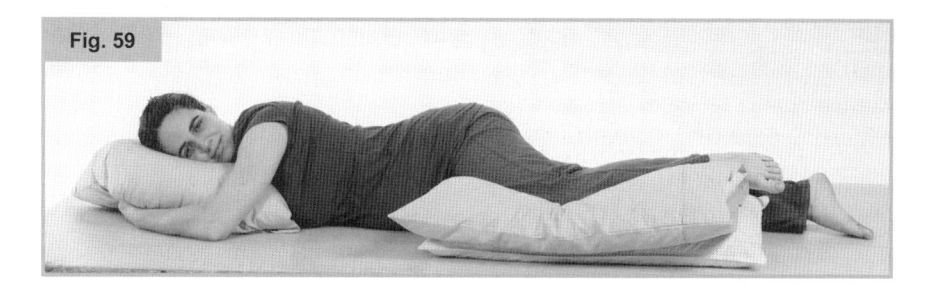

Fig. 59

Fazer o bebê girar
Posição deitada sobre o lado esquerdo, com a perna dobrada

Se as costas do bebê estão contra a sua coluna vertebral, **posição posterior**, então ele está com o rosto virado para a parte da frente de sua barriga. E essa não é a melhor posição para a expulsão. Para tentar trazer as costas do bebê para o meio de sua barriga, não permaneça deitada de costas. O útero deve trabalhar muito para fazê-lo girar e a oxigenação do bebê não é muito boa por causa da compressão que, com as suas costas, ele exerce sobre o útero. Deitada sobre o lado esquerdo para favorecer a circulação sanguínea, dobre a perna de baixo e alongue a outra. Peça a seu companheiro para manter a perna direita levantada ou sirva-se de um estribo.

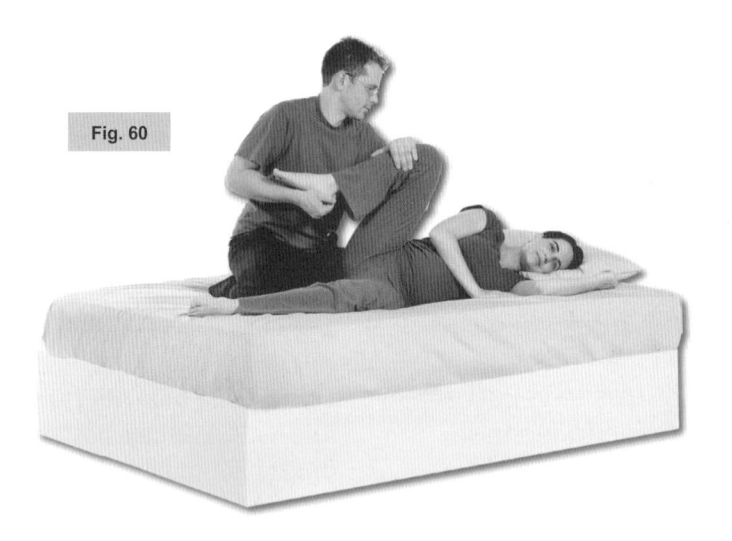

Fig. 60

Posição de joelhos, com a cabeça no chão e as nádegas levantadas

Se o bebê está na **posição posterior**, você também pode ficar de quatro ou inclinada para a frente, com a barriga relaxada e as nádegas esticadas para trás. O peso está na parte de trás. A gravidade vai ajudar a girar as costas do bebê, que é pesado, para o meio de sua barriga.

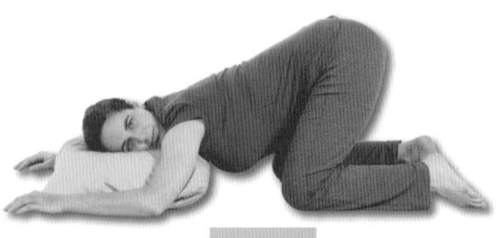

Fig. 61

Todas essas posições visam aliviar a mulher durante o trabalho de parto ativo. Ofereça-se o maior conforto pessoal possível.

Posições no momento do nascimento

Cama para parto

Há alguns anos, a maioria dos centros hospitalares coloca à sua disposição, nos quartos de parto, uma cama que facilita o conforto da mãe e, ao mesmo tempo, lhe permite vivenciar o trabalho de parto e a expulsão em um mesmo lugar.

Inúmeras posições podem ser praticadas nela.

O encosto dessa cama, inclinando-se de frente para trás, e a altura variável dos pés permitem às mulheres, até mesmo àquelas que são menos flexíveis, expulsar com mais facilidade. Experimente com os estribos, com a barra transversal, com os apoios de pés, etc., antes que as contrações do estágio 1 se tornem muito intensas.

Cama de parto

Se o centro hospitalar onde você vai dar à luz não tem cama para parto, certamente você estará limitada, durante a expulsão, à prática de uma **posição deitada de costas**, que apresenta algumas desvantagens, mas que não impede a participação do companheiro.[53 54 55 56 57 58]

VANTAGEM

- Acesso livre para as manobras médicas e para a escuta do coração fetal.

DESVANTAGENS

- Possível compressão da veia cava com queda da pressão arterial.

---

53. Levitt, C., Hanvey, L. Avard, D. Chance G. e J. Kaczorowski, *Enquête sur les pratiques et les soins de routine dans les hôpitaux canadiens dotés d'un service d'obstétrique*, Ottawa, Santé Canadá, 1995.
54. MnKay, S., "Second stage labor: Hás tradition replaced safety?" *American Journal of Nursing*, 81, (1981), p. 1016-1019.
55. McKay, S. e J. Roberts, "Maternal position during labor and birth: Wath have we learned?" *International Childbirth Education Association*, 13, 2 (1989), p. 19-30.
56. Roberts, J., "Alternative positions for childbirth, Parte 2: Second stage labor", *Journal of Nurse-Midwifery*, 25, 5 (1980), p. 13-19.
57. Roberts, J. E., Goldstein, S. A., Gruener, J.-S., Maggio, M. e C. Mendez-Bauer, "A descriptive analysis of involuntary bearing-down efforts during the expulsive phase of labour", *Journal of Obstetric, Gynecologic & Neonatal Nursing*, 16 (1987), p. 48-55.
58. Sleep, J., Roberts, J. e I. Chalmers, "Care during the second stage of labour". In: I. Chalmers, M. Enkin e M.J.N.C. Keirse (Eds.), *Effective care in pregnancy and childbirth*, Oxford University press, 1989, p. 1129-1136.

- Contrações mais fracas e menos frequentes do que na posição sentada ou de cócoras.
- Um grande estresse do períneo. O empurrão é dirigido mais para o ânus do que para a vagina, podendo causar fissuras no colo e nos músculos do períneo.
- Desconforto para as mulheres que sofrem de dores nas costas.

Respiração "bloquear-empurrar"

A maneira de expulsar o bebê varia de uma civilização para outra. Há meio século, no Ocidente, utilizamos um procedimento que consiste em bloquear a respiração e em empurrar com os músculos reto abdominais. É a respiração "bloquear-empurrar", praticada com frequência assim que a dilatação do colo do útero começa, independentemente da vontade de empurrar da mulher.

Posição deitada de costas, com os joelhos dobrados

No procedimento 'bloquear-empurrar', pede-se que a mulher empurre durante a contração e prenda a respiração encolhendo os músculos reto abdominais (ver ilustração 3, página 31). Dessa maneira, o diafragma se abaixa por causa do ar que enche os pulmões, e os músculos reto abdominais são contraídos pelo levantamento da cabeça.

Essa pressão para baixo se exerce não somente sobre o bebê, mas também sobre o útero e a bexiga. Se ela é prolongada, pode causar lesões dos músculos do períneo e estirar os ligamentos que suspendem os órgãos. Isso pode resultar em uma incontinência urinária, em um enfraquecimento do

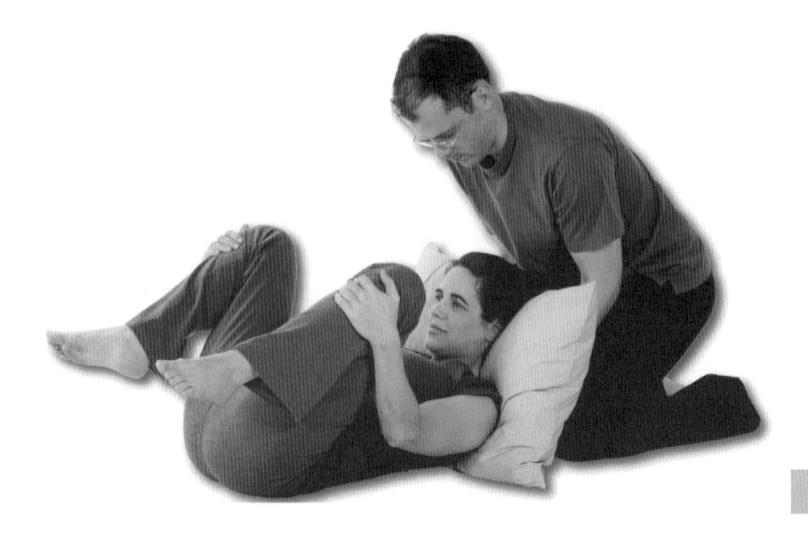

Fig. 62

esfíncter anal e no deslizamento para baixo do útero ou da bexiga.[59]

Esse empurrão provoca outros efeitos nefastos: queda da pressão arterial da mãe e falta de oxigênio para o bebê, que pode provocar uma desaceleração do coração do feto.[60]

Posição deitada de costas, com os braços esticados e os joelhos dobrados

Essa posição é uma variante da posição anterior e **permite expulsar, com ou sem o reflexo expulsivo,** tanto em uma cama para parto quanto em uma mesa de parto. Ela apresenta várias vantagens, como a de dirigir espontaneamente o empurrão para o eixo da vagina, para a frente, mais do que para o ânus.

1. Deitada entre as pernas do seu companheiro (que está sentado), você se apoia contra ele, com a nuca inclinada na direção do seu púbis.
2. Estique e apoie os braços no pescoço do seu companheiro, nas suas costas, ou então em uma barra de trapézio.
3. O companheiro balança sua bacia e coloca as mãos dele na dobra dos joelhos. Ele abre os joelhos para fora e os puxa ligeiramente na direção dele.

---

59. Calais-Germain, B., *Le périnée féminin et l'accouchement,* Éditions DésIris, Méolans-Recel, 1996, 158 páginas.
60. Mckay, S. e J. Roberts, "Maternal position during labor and birth: What have we learned?" *International Childbirth Education Association*, 13, 2 (1989), p. 19-30.

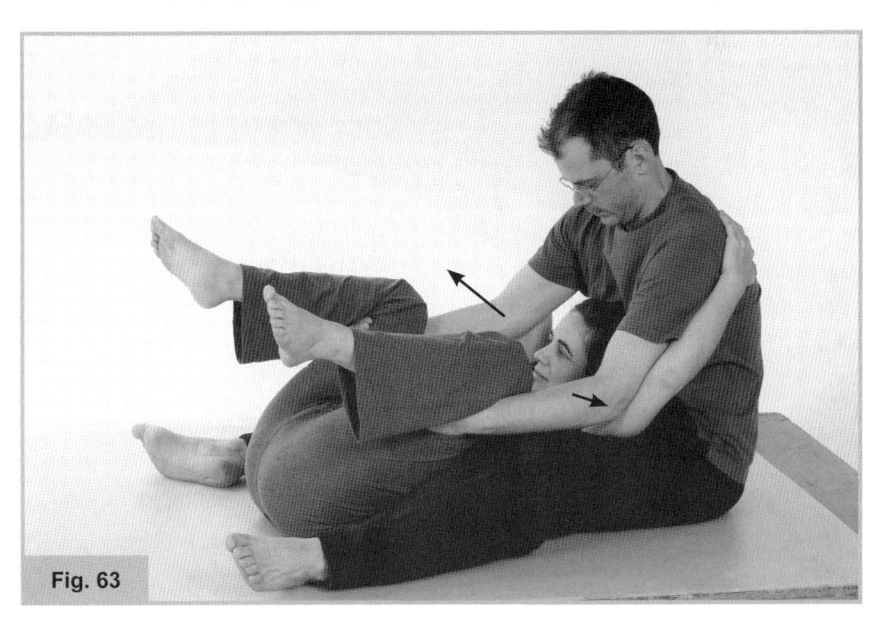

Fig. 63

É melhor empurrar somente quando o reflexo expulsivo se desencadeia (salvo indicação médica). O reflexo expulsivo é uma força interna que se produz a despeito da vontade da mulher. Ele se assemelha ao reflexo de vômito e guia o ato de empurrar. Uma vez desencadeado o reflexo, é a contração involuntária dos abdominais que age para fazer o bebê descer. Disto resulta uma pressão menos prejudicial para os órgãos da mãe. O reflexo expulsivo desencadeia-se quando uma parte importante da superfície da cabeça do bebê se apoia nos músculos do períneo profundo; daí a importância de deixar o bebê descer, após a completa dilatação do colo do útero.

Quando **o reflexo expulsivo é desencadeado**, você só precisa se deixar guiar pelo empurro.

Respiração expulsiva (empurro fisiológico)

Se possível, espere o reflexo expulsivo antes de começar a empurrar. Caso isso seja impossível, pratique a respiração expulsiva (as posições são as mesmas). Trata-se de **empurrar com uma expiração longa e contida, encolhendo e subindo o umbigo**, mantendo sempre as nádegas relaxadas (ver capítulo 4).

Talvez seja necessário que você alterne entre a respiração "bloquear-empurrar" e o empurro fisiológico. Sob esse aspecto, uma conversa com o seu médico e a visita dos lugares onde você vai dar à luz lhe darão uma ideia de como proceder no estágio 2.

A cada empurrão, imagine a vagina abrindo-se. Deixe que se faça a passagem para o bebê. Concentre sua energia na descida do bebê.

Proteger o períneo

Para evitar traumatismos no períneo durante o parto:[61]

- Deixe agir o reflexo de expulsão e visualize a abertura do períneo que permite a passagem do seu bebê;
- Encontre uma posição em que você sinta que os esforços para empurrar estão dirigidos para a frente (vulva) e não para trás (ânus);
- Pratique a massagem do períneo durante a gravidez (ver capítulo 1).

---

61. Calais-Germain, B., *Le périnée féminin et l'accouchement,* Éditions DésIris, Méolans-Recel, 1996, 158 páginas.

O próximo capítulo trata da importância da massagem para modular a dor. É por meio da massagem de certas partes do corpo (teoria da comporta*) e, em seguida, pelo estímulo doloroso das zonas reflexas que se atinge esse objetivo.

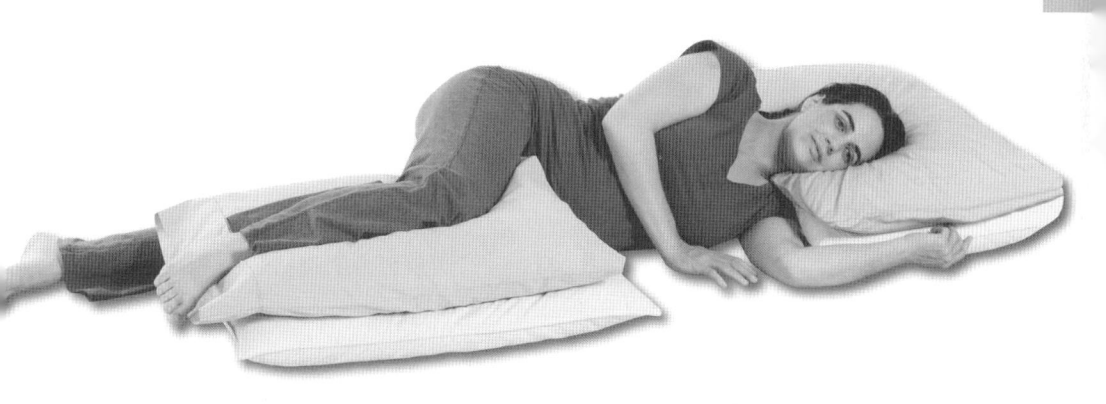

---

* N.R.T.: A teoria da comporta espinhal da dor organizou grande parte do conhecimento sobre dor, explicando que a dor depende do somatório da estimulação sensorial e não apenas da descarga de receptores especializados da dor, e que a sensação da dor está sujeita a controle central capaz de modular a transmissão da informação dolorosa, que pode influenciar na percepção da dor. A área que sofre injúria envia para a medula espinhal, pelas fibras grossas, informação das características do estímulo aplicado, e pelas fibras finas, informação da intensidade do estímulo. Ao nível da substância gelatinosa, as fibras finas estimulam células que potencializam a atividade das células transmissoras da dor, abrindo a comporta, e as fibras grossas estimulam um tipo de célula que inibe as células transmissoras da dor, fechando a comporta. (Guyton, A.C., Hall, J.E. Tratado de Fisiologia Médica. 11ª ed.; Rio de Janeiro: Ed. Elsevier, 2006.)

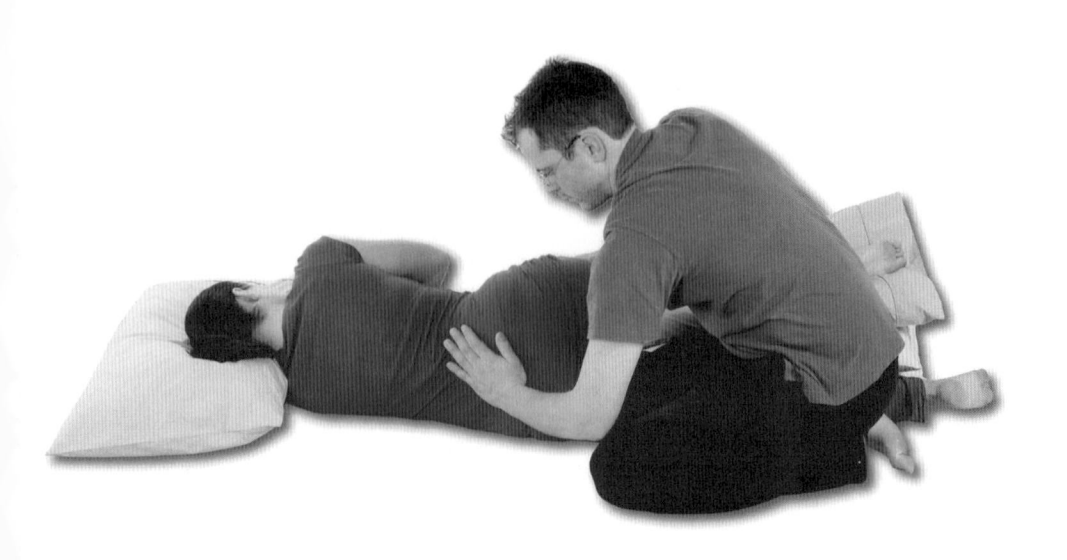

As massagens

CAPÍTULO 6

Os benefícios das massagens são reconhecidos. Feitas adequadamente, elas aliviam a mulher e ajudam a prevenir os partos difíceis.

A seção sobre a modulação da dor (capítulo 2) descreve três procedimentos para modificar a dor.

Um primeiro método consiste em modular a dor aplicando um estímulo não doloroso na área de dor. Por exemplo, uma leve massagem para aliviar a dor nas costas ou a massagem do abdome com a ponta dos dedos.

Uma outra maneira de modificar a dor consiste em aplicar um estímulo doloroso em uma área às vezes distante da região dolorida. Por exemplo, a massagem dos diferentes pontos de acupressão ou zonas reflexas (principalmente de B 31 a B 34 e VB 30; ver ilustração 18, página 99). Além de alterar a percepção da dor, a massagem desses pontos permite obter resultados terapêuticos particulares a cada uma das zonas reflexas:

1) o estímulo do trabalho de parto por meio das contrações eficazes e de boa qualidade; 2) a redução da duração do trabalho de parto por meio da aceleração da dilatação do colo do útero; 3) o alívio das dores lombares.[62,63,64,65]

Os efeitos das massagens dolorosas agem tanto na modulação da dor quanto no desenrolar do trabalho de parto e da expulsão.

Um terceiro método consiste em controlar o sistema nervoso pelo pensamento e pelo mental. Ele utiliza as técnicas de respiração, relaxamento, imagens mentais e a compreensão correta

---

62. Auteroche, B., *Acupuncture em gynécologie et obstétrique*, Éditions Maloine, Paris, 1986, 308 páginas.
63. Beal, M. W., "Acupuncture and related treatment modalities. Part II: Applications to antepartal and intrapartal care", *Journal of Nurse-Midwifery*, 37, 4 (1992), p. 260-268.
64. Rempp, C. e A. Bigler, *La pratique de l'acupuncture*, Éditions La tisserande, Paris, 1992, 215, páginas.
65. Salagnac, B., *Naissance et acupuncture*, 3ª ed. Éditions Maisonneuve, Montreal, 1998, 212 páginas.

daquilo que você está vivenciando (ver capítulos 4, 7 e 8).

Os princípios de base para a execução da massagem são sempre os mesmos.

Durante as contrações, o massagista deve aplicar uma pressão firme e dolorosa nas zonas reflexas.

Durante a gravidez e entre as contrações, com a ponta dos dedos, o massagista faz massagens não dolorosas para aliviar as regiões doloridas ou para descontrair.

Sumário do capítulo 6: As massagens

Objetivos	Meios
Modular a dor com o objetivo dar alívio à mulher.	Massagem não dolorosa durante a gravidez e entre as contrações. Massagem dolorosa de uma zona reflexa durante a contração.
Prevenir os partos complicados.	Prática de massagens dolorosas nas zonas reflexas.
Favorecer a participação do pai em seu papel de apoio à mãe.	Conhecimento das massagens que servem para modular a dor e prevenir os partos complicados.

Na prática da massagem, o papel do acompanhante consiste em dominar as técnicas de modulação da dor e em praticar as massagens não dolorosas e dolorosas nas zonas reflexas.

O papel da mulher consiste em confiar no desenrolar do parto e na eficácia das massagens para reduzir a sua percepção da dor.

Massagens não dolorosas

Rosto

O rosto possui mais de 80 músculos responsáveis pela expressão das emoções. As tensões aparecem especialmente na testa, nas têmporas e no maxilar.

Durante a massagem facial, siga seu instinto e a tensão desaparecerá. No início, massageie com a ponta dos dedos, e depois com mais profundidade. Não utilize óleo, prefira um creme hidratante.

Essa massagem não serve apenas para eliminar a tensão, mas também para tranquilizar e acalmar a pessoa.

Pratique-a entre as contrações.

Técnica de massagem para o rosto

1. Coloque as duas mãos sob a cabeça e apoie nos ossos da base do crânio. Exerça uma pressão firme e alternada durante dez segundos. Relaxe alguns segundos e repita. Aproveite esse tempo para posicionar os cabelos e a cabeça puxando-os para trás (ver figura 64).

2. Coloque os polegares sobre a parte inferior da testa e trace linhas fazendo deslizar os dedos até as têmporas. Faça três linhas com alturas diferentes. Mantenha uma pressão firme (ver figura 65).

3. Segure as sobrancelhas entre o polegar e o dedo indicador. Comece pela raiz do nariz. Termine no canto exterior do olho. Exerça uma leve pressão dando atenção ao lado superior do osso da orbital. Você sentirá nessa região três cavidades (ver figura 66).

4. Com a ponta do dedo indicador e do dedo médio, descreva pequenos círculos em volta das têmporas. Varie a direção da rotação. Aplique uma leve pressão (ver figura 67).

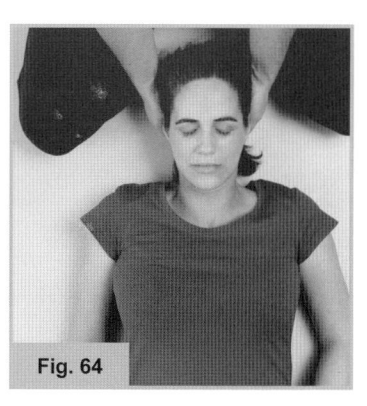

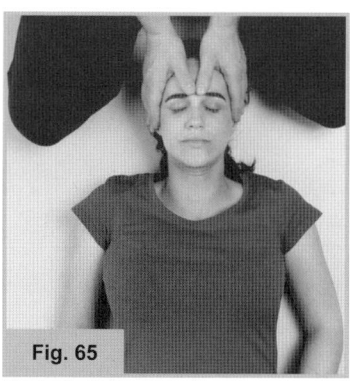

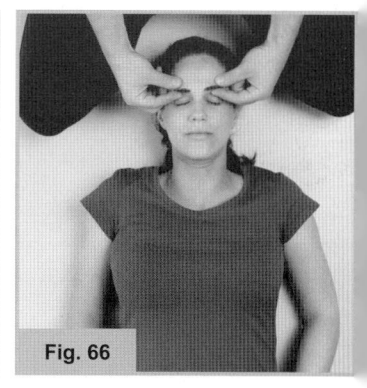

Fig. 64

Fig. 65

Fig. 66

5. Para ajudar a liberar os seios da face, deslize o dedo indicador ao longo do nariz iniciando pela sua raiz. Desça e contorne o osso da bochecha aplicando uma firme pressão, sem pesar sobre as narinas. Faça o movimento dos dois lados ao mesmo tempo (ver figura 68).
6. Levante levemente o osso da bochecha, colocando o dedo indicador e o dedo médio sob o osso. Comece pela raiz do nariz e termine do lado, no limite do maxilar (ver figura 69).
7. Leve as duas mãos até o centro do queixo e belisque levemente o osso do queixo com o dedo polegar e os outros dedos reunidos. Deslize as mãos até o limite do maxilar (ver figura 70).
8. Vire a cabeça de lado. Massageie a orelha beliscando o seu lóbulo com o dedo indicador e o polegar. Comece pela base da orelha e continue até o topo. Repita dos dois lados. Com a ajuda do dedo indicador, contorne a orelha aplicando uma pressão firme no osso atrás dela (ver figura 71).
9. Com os dedos, descreva pequenos círculos ao longo do pescoço. Parta do alto dos ombros até o osso atrás da orelha (ver figura 72).

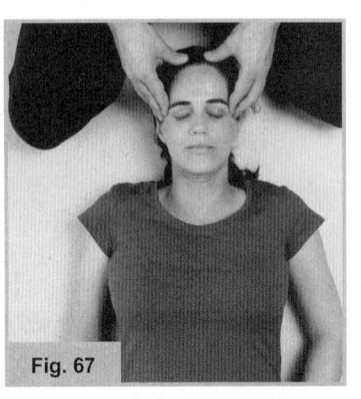

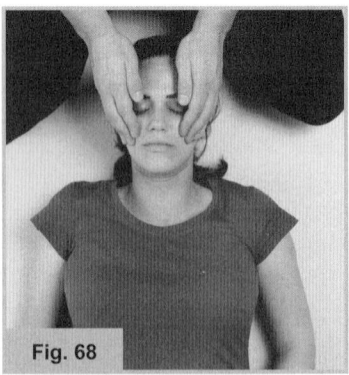

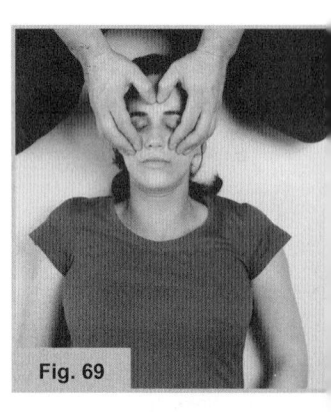

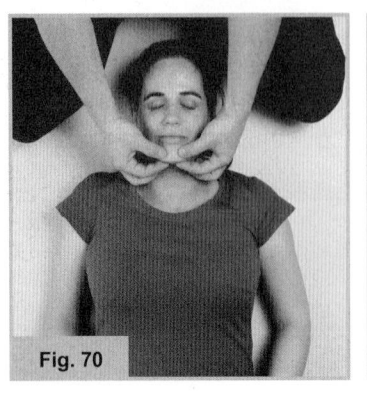

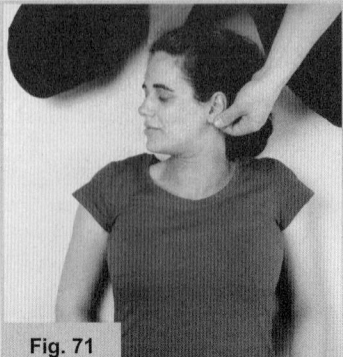

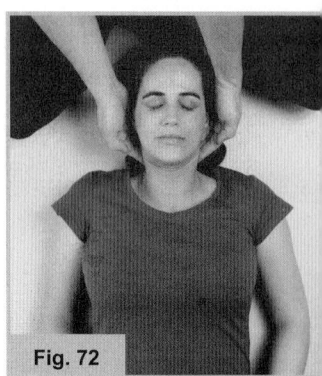

Fig. 67

Fig. 68

Fig. 69

Fig. 70

Fig. 71

Fig. 72

Sacro

FUNÇÃO

- Alivia a parte inferior das costas estabilizando o sacro que vibra sob o efeito das contrações.
- Se você prestar atenção, poderá sentir o sacro vibrar.

UTILIZAÇÃO

- Durante as contrações, aplique uma pressão *não dolorosa* sobre o sacro, sem mexer.
- Entre as contrações, massageie o sacro com a palma da mão, somente para cima.
- Um leve aquecimento dessa região estimula as fibras não dolorosas para modificar a mensagem dolorosa da parte inferior das costas.

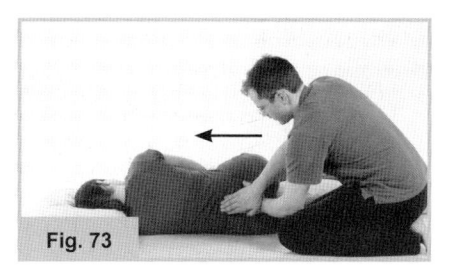

Fig. 73

LOCALIZAÇÃO

Na curva das costas, exatamente acima do sacro.

TÉCNICA DE LOCALIZAÇÃO

1. Desça as mãos ao longo da coluna, até a separação das nádegas.
2. Coloque as mãos uma sobre a outra, com os dedos esticados na direção da cabeça (ver figura 73).

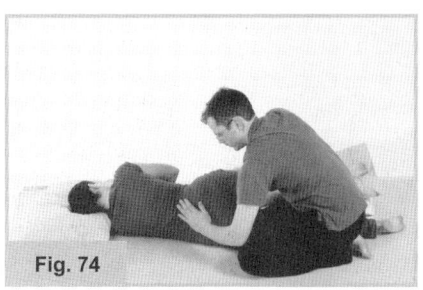

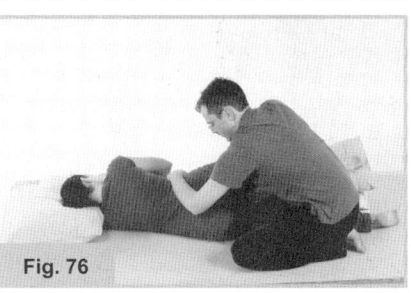

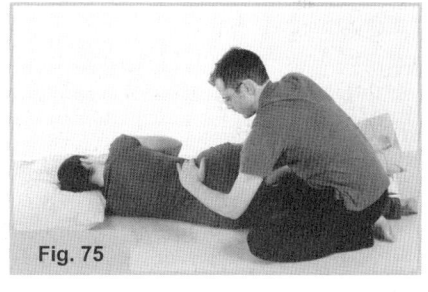

Fig. 74

Fig. 75

Fig. 76

EM VOLTA DOS QUADRIS

FUNÇÃO

- Aliviar e relaxar os músculos das costas, que muitas vezes estão tensos por causa da gravidez.

Utilização

- Durante a gravidez e entre as contrações.
- Entre as contrações, passe óleo em volta dos quadris. A partir do sacro, contorne o quadril com a mão e relaxe a pressão assim que ela alcançar as costelas e a barriga. Retorne fazendo pressão sobre o sacro.

Músculo piriforme (VB 30 Huantiao)

Funções

- Alivia as tensões da parte inferior das costas e das pernas.

Utilização

- Durante a gravidez e entre as contrações, como massagem *não dolorosa* para aliviar as tensões das pernas.
- Entre as contrações, partindo do centro do ponto para fora.
- Entre as contrações, fazendo uma varredura com a palma das mãos, do piriforme até as costelas, e do piriforme ao longo das pernas.

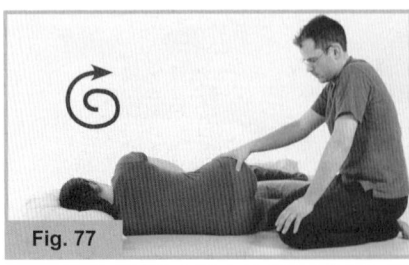

Localização

O piriforme é o músculo situado nas nádegas; ele liga o sacro à parte superior do trocânter maior.

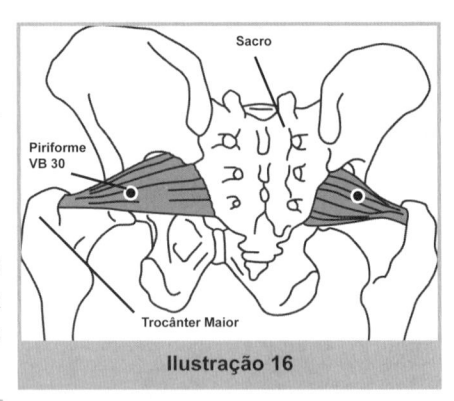

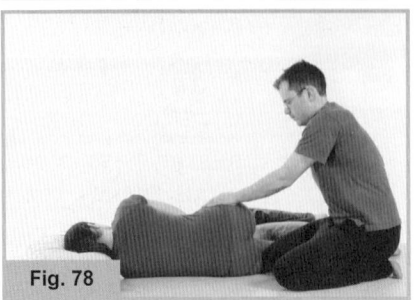

Ilustração 16

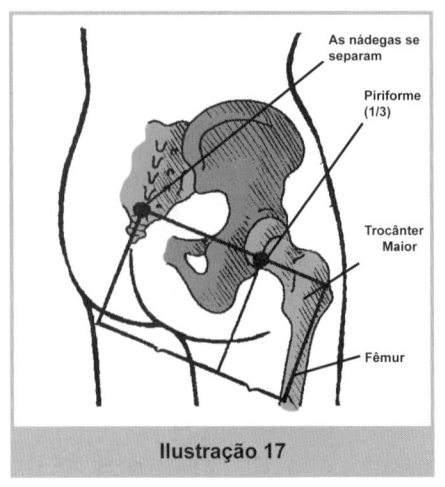

Fig. 77

Fig. 78

Ilustração 17

As massagens

TÉCNICA DE LOCALIZAÇÃO

1. Com a mão aberta, percorra o lado da perna para sentir a protuberância do trocânter maior, na cabeça do fêmur. Coloque o dedo bem acima dessa protuberância.
2. Imagine onde se separam as nádegas e coloque sobre esse ponto um dedo da outra mão.
3. Trace uma linha entre esses dois pontos e separe-a em três partes iguais.
4. O ponto que corresponde ao primeiro terço perto do trocânter maior é o piriforme.

Você sentirá um entorpecimento ou uma descarga elétrica ao sentir a pressão.

Massagens dolorosas

Os diferentes pontos descritos aqui provêm da acupuntura chinesa. Segundo esta antiga ciência, o corpo é percorrido por circuitos energéticos chamados meridianos. Neles se encontram pontos onde podemos mobilizar a energia. Cada meridiano está associado a um órgão e carrega o seu nome: meridiano da bexiga (B), do intestino grosso (IG), do fígado (F), da vesícula biliar (VB), etc.

Na acupuntura existem 14 meridianos principais.

Alguns médicos trabalham com acupunturistas no momento

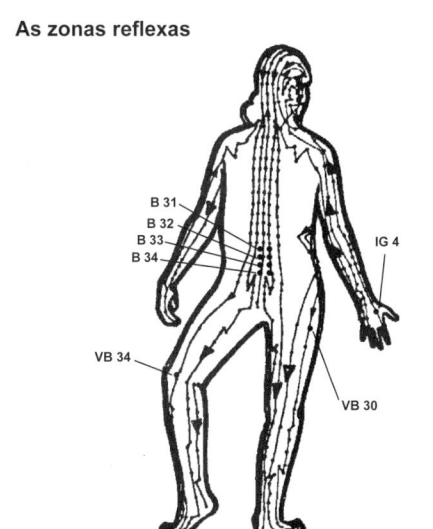

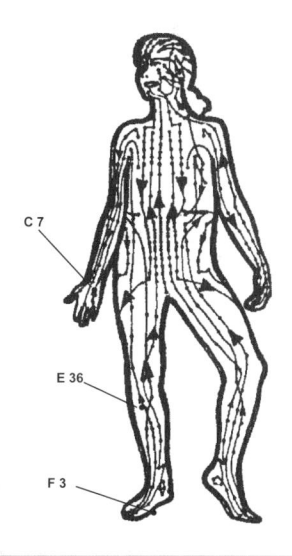

As zonas reflexas

Ilustração 18

do parto para reduzir as complicações às vezes associadas ao nascimento. Eles conseguem facilitar o trabalho de parto.

Se um acupunturista estiver presente em seu parto, ele provavelmente utilizará os pontos situados nas mesmas regiões que você usa para modular a dor. Nesse caso, crie uma segunda dor em qualquer lugar no corpo. O essencial é provocar a secreção das endorfinas e ao mesmo tempo favorecer a participação do companheiro.

COMO MASSAGEAR?

No momento do parto, nós aplicamos um estímulo doloroso nas zonas reflexas (pontos de acupuntura).

A maior parte dos pontos é relativamente fácil de localizar. Eis algumas generalidades que se aplicam às zonas reflexas.

- Todas elas estão localizadas em uma cavidade.
- A acupressão provoca uma sensação de entorpecimento ou de descarga elétrica.
- Elas são localizadas e massageadas uma de cada vez, de cada lado do corpo.

O ponto Huantiao VB 30 (no músculo piriforme da nádega) normalmente está tenso e dolorido, e pode ser massageado durante a gravidez. Por outro lado, uma vez que a massagem dos outros pontos pode influenciar no desenrolar do trabalho de parto, não é aconselhável estimulá-los durante a gravidez, salvo por um acupunturista. Eles poderão ser hiperestimulados durante o parto.

QUANDO MASSAGEAR?

A massagem para modular a dor pode ser praticada durante o trabalho de parto e o parto.

Durante as contrações importantes, aplique uma forte pressão dolorosa no sacro (B 31-32-33-34), nos músculos piriformes (VB 30), nas mãos (IG 4) ou nos outros pontos (F 3, E 36, VB 34 e C 7).

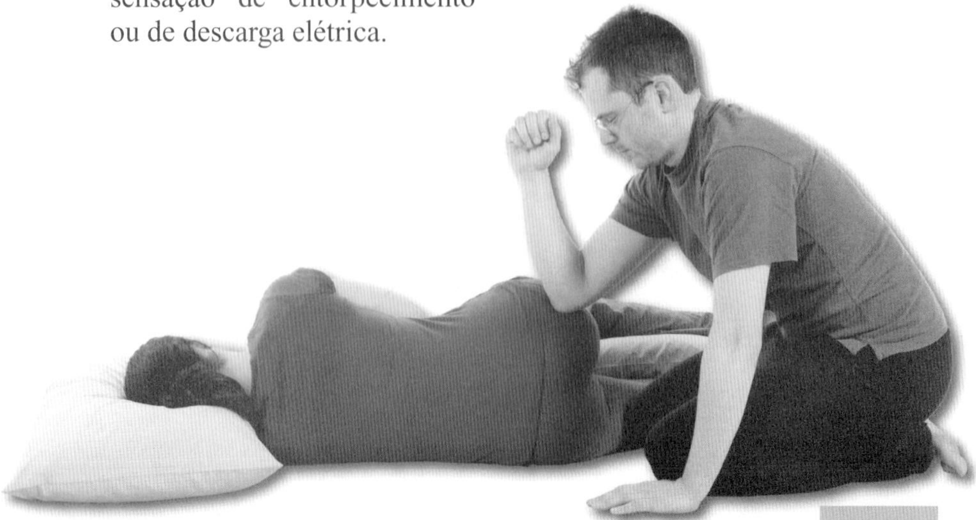

Fig. 79

Vesícula biliar 30 (VB 30 – Huantiao)

Funções

- Alivia as tensões da parte inferior das costas e das pernas.
- O estímulo *doloroso* desse ponto durante a contração modula a dor por todo o corpo, menos na zona estimulada.

Utilização

- Durante toda a duração da contração, aplique uma forte pressão dolorosa sem se mover.

Bexiga (B 31 a B 34)

Funções

- Alivia as dores nas costas durante as contrações.
- Influencia as contrações tornando-as constantes e eficazes.

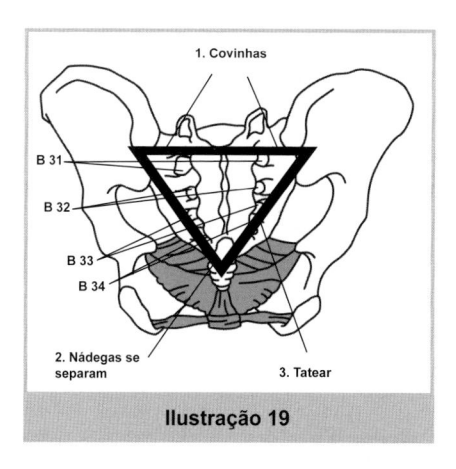

Ilustração 19

1. Covinhas
2. Nádegas se separam
3. Tatear

- O estímulo *doloroso* desses pontos durante a contração modula a dor por todo o corpo, menos na zona estimulada.

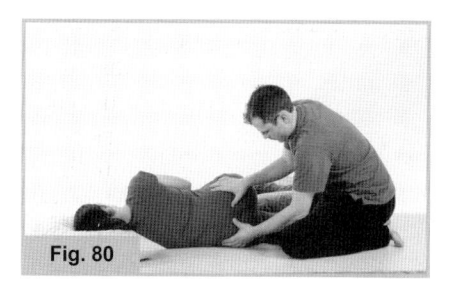

Fig. 80

Utilização

- Durante a gravidez como massagem não dolorosa, apenas com a palma da mão, uma vez que alguns desses pontos podem estimular as contrações.
- Durante as contrações, aplique uma forte pressão dolorosa que dura o período da contração.

Comece pelo ponto B 31 massageando os dois lados ao mesmo tempo e continue com os pontos B 32, 33, 34.

Localização

Nos oito orifícios do sacro.

Técnica de localização

Desenhe um triângulo sobre o sacro para imaginar claramente a zona onde se encontram os oito orifícios do sacro.

Os pontos de referência são os seguintes:

1. Desenhe a linha de cima do triângulo. Ela está na mesma altura das duas covinhas situadas na parte inferior e de cada lado da coluna vertebral.
2. Coloque um ponto ali onde as nádegas se separam. Este corresponde à ponta do triângulo.
3. Defina a largura do triângulo tateando os lados do sacro. Desenhe as duas linhas que completam o triângulo.
4. No interior do triângulo se encontram os oitos orifícios do sacro. Eles correspondem aos pontos B 31 a B 34.
5. Eles estão situados um abaixo do outro e na mesma altura, de cada lado. São da mesma largura que a coluna vertebral.

Você sentirá um entorpecimento ou uma descarga elétrica ao sentir a pressão.

Intestino grosso 4 (IG 4 Hegu)

Função

- Trabalha com as outras zonas reflexas para regularizar as contrações.
- O estímulo *doloroso* desse ponto durante a contração modula a dor para todo o corpo, menos na zona estimulada.

Utilização

- Durante as contrações, aplique uma pressão firme e dolorosa.

Duas localizações

- Ao longo do dedo indicador, contra o primeiro metacarpo.
- No ângulo entre o primeiro e o segundo metacarpo.

Técnica de localização

1. Tateie o dedo médio partindo da ponta do dedo.
2. Você encontrará uma pequena cavidade perto do encontro dos metacarpos.

Ou

1. Pressione, com o polegar e o indicador, no ângulo formado pelo primeiro e pelo segundo metacarpo.

Você sentirá um entorpecimento ou uma descarga elétrica ao fazer a pressão.

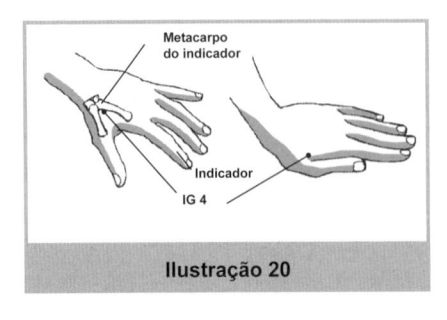

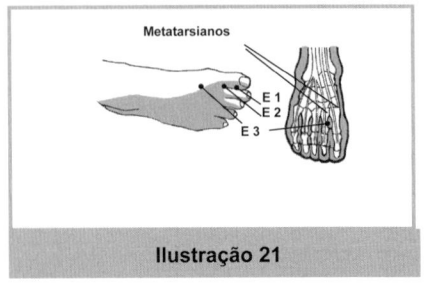

Ilustração 20

Ilustração 21

Fígado
(F 3 Taichong)

Função

- Trabalha com as outras zonas reflexas para regularizar as contrações.
- O estímulo *doloroso* deste ponto durante a contração modula a dor para todo o corpo, menos na zona estimulada.

Utilização

- Durante as contrações, aplique uma pressão firme e dolorosa.

Localização

Entre o primeiro e segundo artelho, mais baixo do que o ângulo formado pelo primeiro e pelo segundo metacarpo.

Não confundir com os pontos F 1 e F 2 situados ao longo do hálux.

Técnica de localização

1. Deslize o dedo indicador entre o hálux e o segundo pododactilo até uma cavidade situada antes da intersecção dos metatarsianos. O ponto Fígado 3 (F 3) é mais fácil de ser localizado quando o dedo indicador é colocado na forma de gancho nessa cavidade e se apoia sobre o metatarso do grande artelho.
2. Localize com os dois pés reto no chão.

Você sentirá um entorpecimento ou uma descarga elétrica ao fazer a pressão.

Estômago 36
(E 36 Zusanli)

Função

- Trabalha com as outras zonas reflexas para regularizar as contrações.
- O estímulo *doloroso* desse ponto durante a contração modula a dor por todo o corpo, menos na zona estimulada.

Utilização

- Durante as contrações, aplique uma pressão firme e dolorosa.

E 35
Distância 0

Rótula

Distância 5

E 36
Distância 3

Distância 10

Tíbia

Maléolo externo
Distância 16

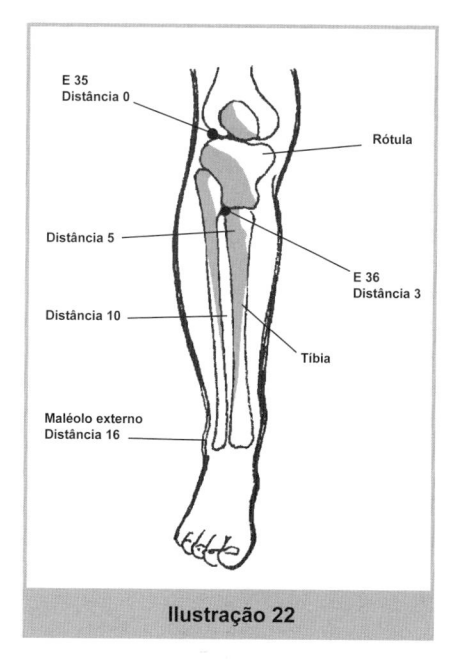

Ilustração 22

- O estímulo desse ponto é interessante quando as membranas se romperam (existe então um corrimento de líquido amniótico) e que as contrações ainda não se instalaram.
- Não é um ponto de desencadeamento, mas ele permite que o parto se inicie nas melhores condições energéticas.

Localização

A três distâncias sob o Dubi (E 35), entre a tíbia e a fíbula.

Técnica de localização

Dobre o joelho para encontrar o ponto E 35 – Dubi. Ele está situado na cavidade bem abaixo da patela. Esse ponto corresponde à distância 0.

Localize o maléolo lateral (protuberância óssea do tornozelo). Esse ponto corresponde ao ponto 16.

Separe os 16 pontos em 3 partes quase iguais. Você identificou os pontos 5, 10 e 16. O ponto E 36 – Zusanli está situado à distância 3 de E 35, entre a tíbia e a fíbula.

Você sentirá um entorpecimento ou uma descarga elétrica ao fazer a pressão.

Vesícula biliar 34
(VB 34 – Yang Ling Quan)

Função

- Trabalha com as outras zonas reflexas para regularizar as contrações.
- O estímulo *doloroso* desse ponto durante a contração modula a dor por todo o corpo, menos na zona estimulada.

Utilização

- Durante as contrações, aplique uma pressão firme e dolorosa.

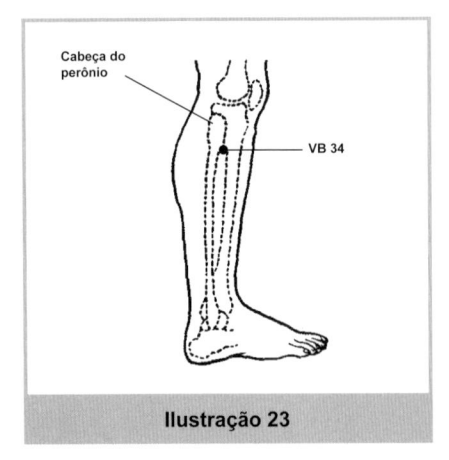

Ilustração 23

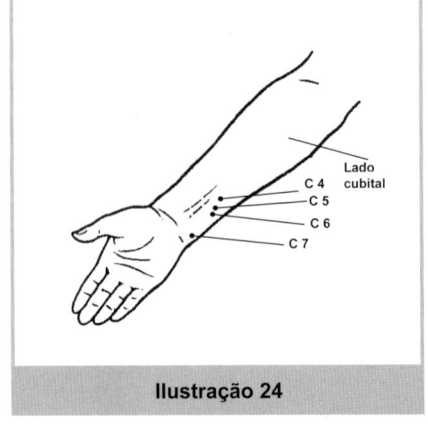

Ilustração 24

LOCALIZAÇÃO

Na cavidade na frente e sob a cabeça da fíbula.
   Você sentirá um entorpecimento ou uma descarga elétrica ao fazer a pressão.

Coração
(C 7 – Shenmen)

FUNÇÃO

- Trabalha com as outras zonas reflexas para regularizar as contrações.
- O estímulo *doloroso* desse ponto durante a contração modula a dor por todo o corpo, menos na zona estimulada.

UTILIZAÇÃO

- Durante as contrações, aplique uma pressão firme e dolorosa.

LOCALIZAÇÃO

Ao lado do punho, sob as dobras formadas pelo punho.

TÉCNICA DE LOCALIZAÇÃO

1. Dobre ligeiramente o punho.
2. Localize a cavidade dolorida sob as dobras do punho.
3. Não confundir com os pontos C 6 e C 5 e C 4 sobre o mesmo meridiano.
   Você sentirá um entorpecimento ou uma descarga elétrica ao fazer a pressão.

Sumário das massagens não dolorosas

Zonas para massagear	Localização	Utilização	Como massagear	Efeitos	Contraindicação
Sacro	Parte inferior das costas.	Durante as contrações. Entre as contrações.	Sem se mover, aplicando uma pressão *não dolorosa* contra o sacro. Criando um estímulo *não doloroso* esfregando o sacro para cima.	Alivia a parte inferior das costas. Alivia a parte inferior das costas.	Nenhuma. Nenhuma
Em torno dos quadris	Entre o sacro e o quadril	Durante a gravidez. Entre as contrações.	Estímulo *não doloroso* a partir do sacro, contornando o quadril em um movimento de ida e vinda.	Relaxa os músculos das costas.	Nenhuma.
Piriforme – Vesícula biliar 30 (VB 30)	Na cavidade das nádegas.	Durante a gravidez e entre as contrações.	Criando uma pressão *não dolorosa*.	Alivia as dores nas costas e nas pernas.	Nenhuma.

Sumário das massagens dolorosas

Zonas para massagear	Localização	Utilização	Como massagear	Efeitos	Contraindicação
Vesícula biliar 30 (VB 30)	Na cavidade da nádega.	Durante as contrações.	Criando um estímulo *doloroso*.	Alivia as dores nas costas e nas pernas e modula a dor.	Nenhuma.
Bexiga 31 a 34 (B 31 a 34)	Nos 8 orifícios do sacro.	Durante as contrações.	Criando um estímulo *doloroso*.	Age com os outros pontos para regularizar as contrações. Modula a dor.	Não massagear durante a gravidez.
Intestino grosso 4 (IG 4)	Ao longo do dedo indicador, contra o primeiro metacarpo.	Durante as contrações.	Criando um estímulo *doloroso*.	Age com os outros pontos para equilibrar o trabalho de parto. Modula a dor.	Não massagear durante a gravidez.
Fígado 3 (F 3)	Entre o primeiro e o segundo artelho, mais baixo do que o ângulo formado pelo primeiro e pelo segundo metatarso.	Durante as contrações.	Criando um estímulo *doloroso*.	Age com as outras zonas para equilibrar o trabalho de parto. Modula a dor.	Não massagear durante a gravidez. Não utilizar se o trabalho de parto for muito rápido.

Estômago 36 (E 36)	A três distâncias sob o Dubi (E 35), entre a tíbia e o perônio.	Durante as contrações.	Criando um estímulo *doloroso*.	Age com as outras zonas para equilibrar o trabalho de parto. Modula a dor.	Não massagear durante a gravidez.
Vesícula biliar 34 (VB 34)	Na cavidade na frente e sob a cabeça do perônio.	Durante as contrações.	Criando um estímulo *doloroso*.	Age com as outras zonas para equilibrar o trabalho de parto. Modula a dor.	Não massagear durante a gravidez. Não utilizar se o trabalho de parto for muito rápido.
Coração 7 (C 7)	No lado do punho, abaixo das dobras formadas pelo punho.	Durante as contrações.	Criando um estímulo *doloroso*.	Age com as outras zonas para equilibrar o trabalho de parto. Modula a dor.	Não massagear durante a gravidez.

Não se esqueça

Este capítulo evidencia inúmeras técnicas de massagem que podem melhorar sua vivência no parto. Elas agem ou modulando a dor, ou criando contrações estáveis e de intensidade suficiente para facilitar a dilatação do colo e reduzir a duração do trabalho de parto.

Eis algumas instruções importantes para guardar na memória:

1. Durante as contrações, evite os movimentos de grande amplitude. Massageie do ponto B 31 ao ponto 34 aplicando uma pressão suficiente para criar uma dor. Substitua, se for o caso, os pontos de B 31 a 34 pelo GI ou pelo VB 30 (piriforme) e apoie com o polegar, com o cotovelo ou com as juntas.

2. Entre as contrações, massageie o sacro com a ponta dos dedos deslizando as mãos para cima para aquecer essa região e para estimular as fibras que não transmitem a dor. Você também pode dispersar a energia do ponto VB 30 (piriforme) ou acariciar todas as outras zonas doloridas.

O quadro síntese no fim do livro reúne as técnicas de alívio e as etapas do trabalho de parto. Ele permite que você veja de maneira estruturada aquilo que pode ser feito, e quando pode ser feito.

Os dois próximos capítulos oferecem indicações sobre como e o porquê do relaxamento e das imagens mentais. Essas técnicas a ajudarão a melhorar o gerenciamento da dor tanto durante a gravidez quanto no momento do nascimento.

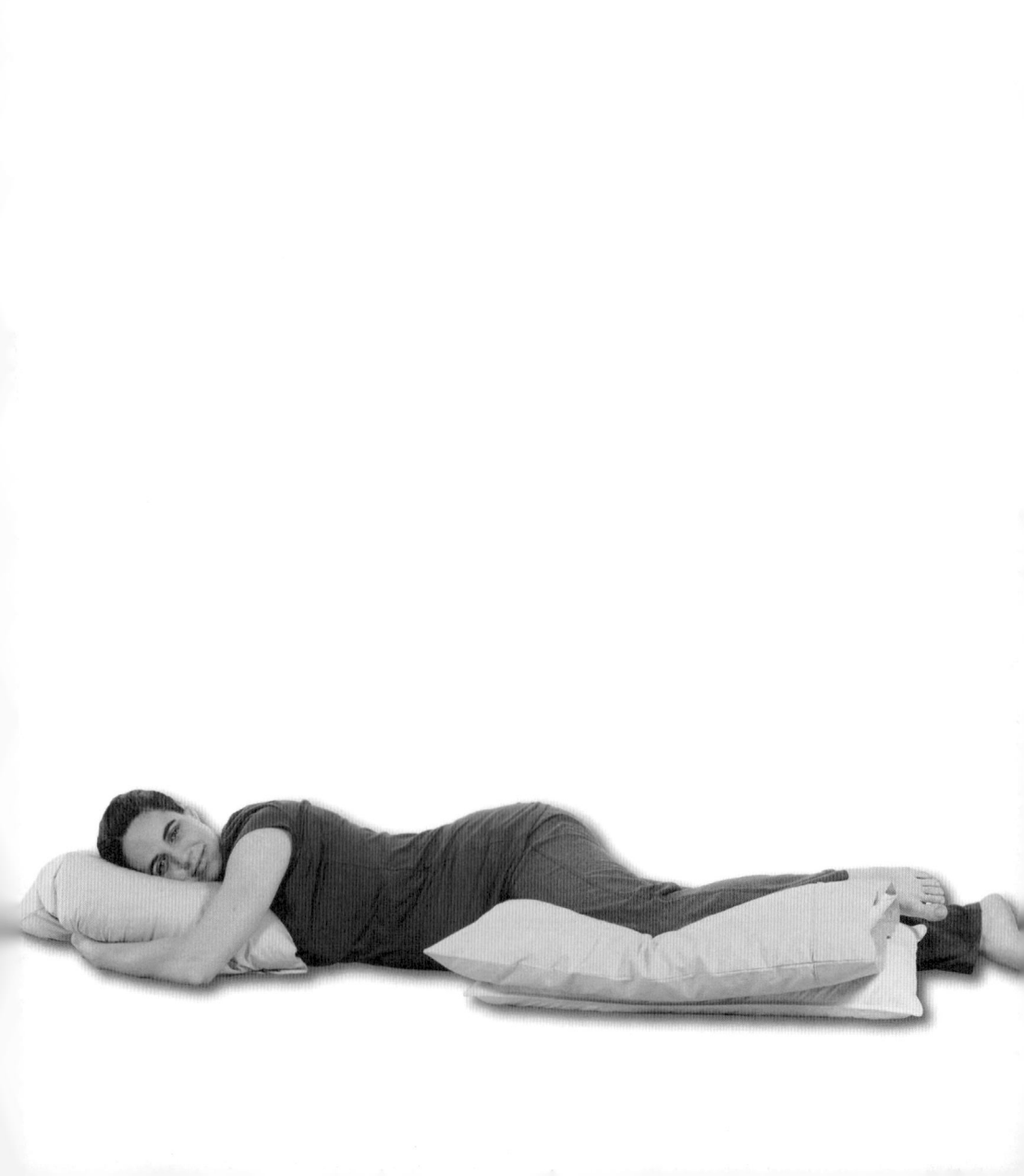

O relaxamento

O estresse pode ter um efeito positivo e estimulante. Mas, se não for regularmente desativado, ele nos esgota e reduz de maneira importante nossa qualidade de vida.

Repouso e relaxamento sempre são fatores de saúde. Mas, ao longo da gravidez e do parto, a sua importância aumenta, pois eles previnem a fadiga, garantem o bem-estar físico e mental, constatam as tensões do corpo, desativam e preparam a prática das imagens mentais.

Sumário do capítulo 7: O relaxamento

Objetivos	Meios
Desativar o estresse, a fadiga e o desconforto.	Prática do relaxamento.
Preparar as imagens mentais (capítulo 8)	Prática do relaxamento.
Desativar o ciclo medo-tensão-dor.	Relaxamento das tensões musculares.
Favorecer uma atitude de calma e de confiança.	Conhecimento e prática das técnicas para modular a dor.
Deixar passar a dor.	Compreensão correta.

No relaxamento na hora do parto, o papel do acompanhante é o de não deixar a mulher esquecer que ela deve se descontrair e deixar a dor passar.

O papel da mulher consiste em dominar uma técnica de relaxamento para desativar rapidamente as fontes de tensão.

Desativar o medo

É muito importante desativar o ciclo medo-tensão-dor[66] durante o parto. O medo e a angústia criam tensões que, por sua vez, acentuam a dor. Você pode atenuar os efeitos desse círculo vicioso aprendendo e aplicando as técnicas de modulação da dor. É por meio da repetição mental de atitudes positivas ("Eu estou bem e estou calma") que você poderá gerenciar a dor e que conseguirá se adaptar aos imponderáveis do parto.

O relaxamento representa um papel-chave na percepção da dor. Descontraído, o corpo se revitaliza e oferece um bem-estar global. Além do mais, graças à ação dos centros nervosos superiores, o relaxamento permite condicionar o pensamento e ver a contração como essencial ao desenrolar do trabalho de parto. No parto, a descontração induzida pela respiração deveria ser utilizada durante as contrações tentando relaxar os abdominais, os adutores e os músculos do períneo. O aprendizado do relaxamento, com a ajuda de uma gravação de áudio, a ajudará a se familiarizar com as bases dos métodos ativo e passivo. Quanto mais você treinar, melhores serão os resultados.

Essa seção propõe métodos e truques para aprender a se relaxar.

Indicações gerais

- Pratique o relaxamento sob uma luz suave, longe dos barulhos, com roupas amplas e com uma temperatura confortável, para melhor descontrair os músculos.
- Crie sua descontração física escolhendo o procedimento que lhe ofereça mais resultados. Se já domina um método de relaxamento eficaz, utilize-o.
- Preveja um período de relaxamento por dia.
- Se você trabalha de acordo com um horário estruturado, aproveite ao máximo o tempo de pausa (pausa para o café e hora das refeições). Tenha também um período de descontração entre o trabalho e qualquer outra obrigação.
- Aprenda a se descontrair ao longo da gravidez e será capaz de fazê-lo corretamente no momento do parto.

A tensão pode ser fonte de desconforto e de atraso na progressão do trabalho de parto. O repouso e o relaxamento reduzem a fadiga e a ajudam a responder às exigências do parto.

---

66. Dock-Read, G. D., *Childbirth without fear: The principles and practice of natural childbirth*, Harper and brothers, Nova York, 1953, 298 páginas.

Posições de relaxamento

Podemos nos descontrair em cada uma das posições abaixo. Pratique o relaxamento toda vez que estiver sem fazer nada.

Deitada de costas

Essa posição, particularmente confortável no começo da gravidez, pode provocar problemas em um estágio mais avançado, por causa da pressão exercida pelo peso do bebê sobre a veia cava e a parte inferior das costas.

- Apoie a cabeça em um travesseiro. Utilize dois se isso lhe parecer mais confortável. Coloque então um segundo travesseiro no sentido do comprimento para apoiar os ombros.
- Coloque um ou dois travesseiros macios ou uma coberta dobrada sob os joelhos. Mantenha os joelhos dobrados; assim, a curvatura lombar se atenua e você pode relaxar melhor.
- Afaste as pernas, com os pés voltados para fora.

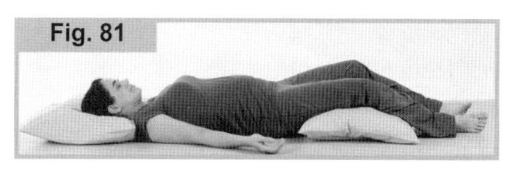

Fig. 81

- Dobre levemente os cotovelos, com as mãos sobre a cama e as palmas viradas para cima.

Deitada de lado

Essas duas posições são mais repousantes durante a última fase da gravidez e durante o trabalho de parto.

Posição fechada

- Deite-se sobre o seu lado preferido. No entanto, ao se deitar sobre o lado esquerdo, você favorece uma melhor circulação sanguínea.
- Estenda o braço sobre a cama, atrás de você. Dobre-o ligeiramente.
- Coloque a cabeça e uma parte do peito sobre o colchão.
- Para repousar as costas e o abdome, dobre ligeiramente a perna que está por cima apoiando-a sobre um travesseiro.

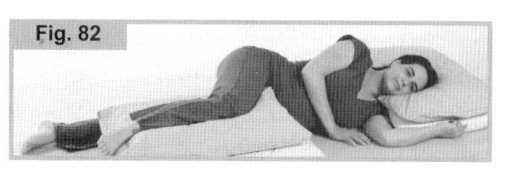

Fig. 82

- Se for o caso, reduza a tensão dos músculos abdominais colo-

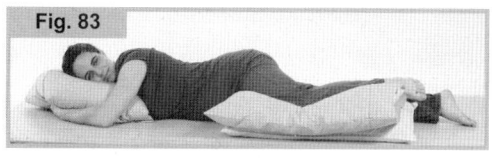

Fig. 83

cando uma almofadinha ou uma coberta dobrada sob a barriga ou a perna.

Posição aberta

- Deite-se sobre o seu lado preferido.
- Apoie a cabeça no travesseiro.
- Dobre ligeiramente a perna que está por cima, apoiando-a no travesseiro.
- Dobre o braço que está por baixo. Repouse o outro sobre o quadril ou a barriga.
- Se for o caso, coloque um travesseiro sob a barriga.
- Se o braço adormecer, apoie-se sobre um travesseiro colocado sob as costas.

Métodos básicos de relaxamento

O relaxamento muscular progressivo (ativo)

Esse método convém mais às pessoas que têm dificuldade em se concentrar. Ele se apoia na diferença entre a tensão e o relaxamento.[67]

TÉCNICA DE BASE

O relaxamento muscular progressivo compreende três etapas.

1. Contraia fortemente um músculo e observe a tensão que ele oferece.
2. Relaxe o músculo.
3. Preste atenção na diferença entre as duas sensações. Essa técnica pode ser praticada nas posições sentada ou deitada. Ela não toma mais do que 20 minutos. Tente em uma atmosfera calma e descontraída.

O seguinte treinamento ajudará a descontrair o corpo durante as contrações.

1. Feche a mão para formar um punho. Aperte os dedos o mais forte possível.
   Observe a sensação que este movimento oferece: os músculos estão tensos e duros e a mão treme um pouco.
   Sinta a tensão na mão, no punho e no antebraço.
   Mantenha essa contração por alguns segundos. Retenha o fôlego se assim desejar. Enquanto você aperta a mão, relaxe as outras partes do corpo.
2. Relaxe.
   Relaxe a mão.
   Relaxe o punho
   A tensão desaparece.
   Observe até que ponto a mão parece mais pesada do que quando ela está contraída, e que o punho e o antebraço perderam sua tensão.

---

67. Jacobson, E., *Progressive relaxation*, University of Chicago Press, 1968, 496 páginas.

3. Observe a diferença de sensação entre a mão contraída e a mão relaxada.
A mão formiga ou está quente?
A tensão que você sentia quando a mão estava contraída desapareceu depois que você relaxou?

culos do rosto, dos ombros, dos braços, das mãos, do peito, das costas, do abdome, das pernas e dos pés;
• contrair todas as partes ao mesmo tempo.

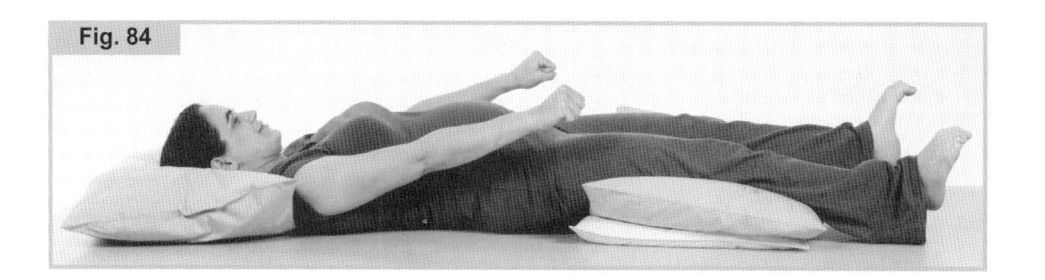

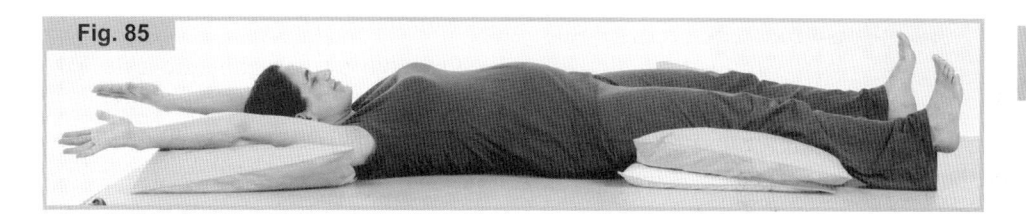

Fig. 84

Fig. 85

PROGRESSÃO DA TÉCNICA

• É bom tentar este exercício em cada grande grupo muscular ou em todos ao mesmo tempo. A técnica de base não muda:
• contraia o músculo;
• relaxe a tensão;
• observe a diferença.

VOCÊ PODE:

• começar pelas mãos e depois passar para os outros músculos;
• progredir da cabeça aos pés esticando e relaxando os mús-

O RELAXAMENTO AUTÓGENO (PASSIVO)

O relaxamento autógeno privilegia o espírito antes do corpo. Por simples sugestão, você condiciona o seu corpo ditando-lhe como ele deve se sentir. Assim você obtém uma resposta de relaxamento cada vez que se sente tensa ou estressada.[68]

___
68. Schultz, J. H., *Le training autogène*, Presses Universitaires de France, 1968, 274 páginas.

Técnica de base

O relaxamento autógeno é uma técnica fundada na concentração e na autossugestão.

Deitada, feche os olhos e tente esvaziar a mente (não use roupas apertadas).

1. Faça respirações abdominais durante alguns instantes.
2. Repita sugestões tranquilizadoras como: "Eu estou calma; eu estou bem".
3. Concentre-se na mão direita e repita: "Minha mão direita está pesada e quente". Ela parece se tornar mais pesada e quente". Faça o mesmo concentrando-se na mão esquerda, na perna esquerda, etc., até que você esteja completamente descontraída.
4. Respire profundamente e alongue-se quando terminar o exercício.

Abra os olhos, expire suavemente e observe como você se sente.

Aperfeiçoando essa técnica, você poderá relaxar em qualquer lugar e a qualquer momento.

Essa técnica convém mais às pessoas que se concentram facilmente. O seu aprendizado requer tempo e, principalmente, determinação. Comece praticando duas vezes por dia, dez minutos de cada vez. De quatro a oito semanas mais tarde, você obterá um nível de relaxamento satisfatório em apenas cinco minutos. Conforme progredir, verá que é cada vez mais fácil relaxar quando estiver com vontade.

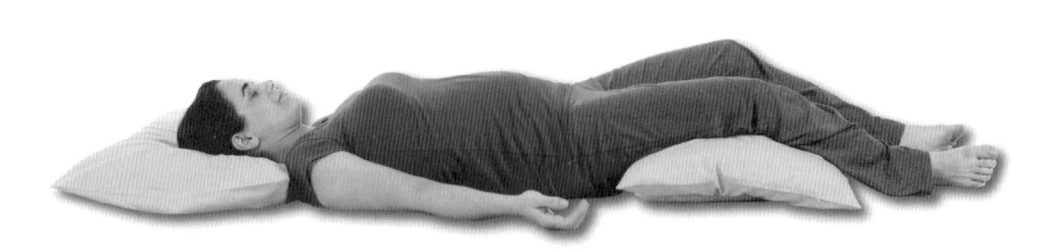

Fig. 86

Respiração abdominal

A respiração facilita o relaxamento. Ela não exige esforço, pois o cérebro raramente se preocupa com ela. No entanto, uma expiração parcial, a 70% de sua capacidade durante alguns ciclos respiratórios, desencadeia imediatamente um sentimento de ansiedade. Pelo contrário, uma inspiração lenta e uma expiração profunda bastam na maior parte das vezes para nos acalmar.[69]

Quando estamos estressados, cortamos nossa respiração e a retemos. A quantidade de oxigênio que chega ao cérebro diminui, os tecidos e os músculos se enrijecem. A ansiedade assim provocada inicia um ciclo de medo-tensão-dor.

Para obter uma melhor oxigenação e um maior relaxamento, pratique a respiração abdominal.

1. Concentre-se na respiração fechando os olhos.
2. Expire lentamente pelo nariz encolhendo a barriga e subindo o umbigo.
3. Relaxe seu esforço e descontraia a barriga. Sua inspiração se faz sozinha.

À medida que o útero cresce, ele exerce uma pressão sobre os pulmões e modifica a respiração. Para compensar essas mudanças, o tórax se alarga e gradualmente o ritmo da respiração aumenta.

Durante a gravidez, a prática das respirações abdominais constitui um bom meio de satisfazer a necessidade de uma melhor oxigenação. Elas ajudam a:

- obter uma melhor oxigenação para a mãe e para o bebê;
- aumentar o trabalho dos músculos respiratórios;
- favorecer a descontração física e mental;
- aumentar a concentração e o controle dos pensamentos.

O relaxamento e as imagens mentais (ver capítulo 8) preparam o corpo e condicionam o pensamento para um parto feliz.

O capítulo seguinte demonstra como as imagens mentais podem ajudar no parto.

---

69. Peper, E. e M. MacHose, "Symptom prescription: Inducing anxiety by 70% exhalation", Biofeedback and Self Regulation, 18, 3 (1993), p. 133-139.

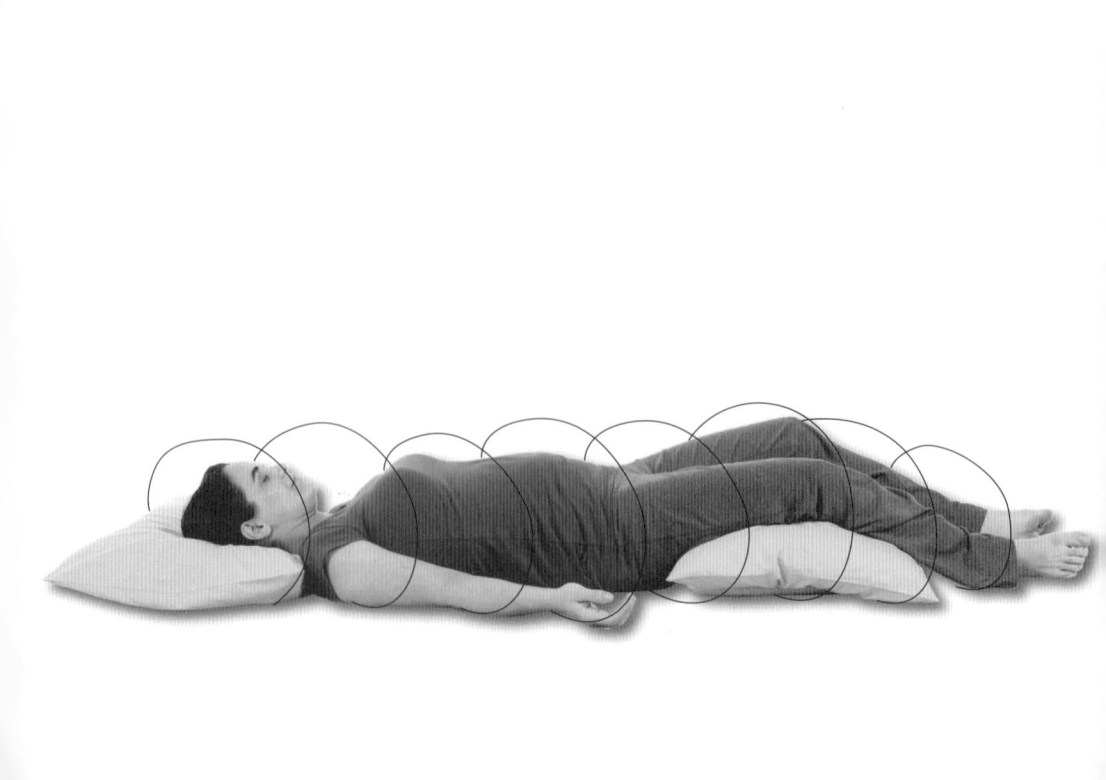

As imagens mentais

Desde nossa tenra infância, inúmeros acontecimentos condicionam nossa maneira de perceber a dor. Sem nos darmos conta, esses modelos, construídos graças ao nosso entorno, nos acompanham ainda hoje. Eles marcam de maneira importante nossa maneira de viver e de gerenciar a dor. Como o parto sem dor não é coisa comum, é importante conhecer como nós aprendemos, ao longo dos anos, a reagir e a responder à dor.[70]

As imagens mentais desempenham um importante papel na modulação da dor. Elas permitem tomar consciência dos modelos ligados à dor e facilita a indução de novas respostas. Graças a uma prática assídua, você poderá substituir suas reações ineficazes à dor por respostas favoráveis.

Além do mais, as imagens mentais são uma preciosa ferramenta para preparar psicologicamente o nascimento. Elas ajudam a fixar objetivos realistas e a desenvolver meios para atingi-los. Isso contribui para fazer do nascimento um acontecimento satisfatório.

Para facilitar a preparação mental, duas ferramentas são indispensáveis:

1. compreender os mecanismos do parto (duração, grau de dificuldade, possíveis intervenções, etc.)
2. conhecer as técnicas práticas de gerenciamento da dor (respirações, posições, massagens, relaxamento).

Este capítulo a ajudará a integrar as imagens mentais ao seu cotidiano.

---

70. Marchand, S., *Le phénomène de la douleur*, McGraw-Hill, Montreal, 1977.

Sumário do capítulo 8: As imagens mentais

Objetivos	Meios
Modular a dor.	Ação dos centros nervosos superiores e repetição mental de palavras que acalmam e tranquilizam, por exemplo: "Estou bem e estou calma".
Desenvolver uma visão saudável do parto com o objetivo de prevenir as decepções.	Fixação de objetivos realistas quanto ao trabalho de parto e ao parto. (Evitar os modelos rígidos que pouco a pouco dão lugar aos imprevistos). Visualização de múltiplos roteiros fundados em uma atitude de calma e de confiança. Identificação das esferas de intervenção que pertencem a cada participante.
Condicionar mensagens positivas diante das etapas que inspiram uma certa apreensão.	Observar filmes ou discussões com um especialista competente.
Compartilhar enquanto casal o nascimento.	Juntos os casais preparam as diferentes ferramentas que ajudam a gerenciar a dor e o acompanhamento. Eles compartilham suas necessidades, esperanças e percepções do nascimento.

Na preparação psicológica do nascimento, os papéis do pai e da mãe consistem em forjar uma percepção correta e realista do desenrolar do trabalho de parto e do parto.

Essa percepção reflete as intervenções de cada um e os seus objetivos a serem alcançados.

Como vimos no capítulo 2, nossas imagens mentais influenciam nossa percepção da dor. A prática das imagens mentais serve de duas maneiras:

1. Tomar consciência das imagens e lembranças que, diante da dor e do parto, o nosso cérebro registrou desde a nossa infância.
2. Instalar novas reações a estes estímulos.

Tomar consciência das mensagens recebidas

A dor e o parto são modulados pelo conjunto de nossas experiências. Os fatores sociais e ambientais podem influenciar não somente nossa percepção imediata do acontecimento, mas também nossas reações futuras.

O simples fato de não pensar no parto não permite antecipar as emoções e as reações possíveis diante do nascimento.

A prática consciente e voluntária das imagens mentais o fará.

Basta, para ter sucesso, mergulhar em um estado de descontração e se deixar levar ao sabor de diferentes roteiros imaginados.

Modificar as mensagens

Depois de ter tomado consciência de nossa reação diante de uma experiência, a repetição mental de uma nova imagem permite corrigir ou induzir as mensagens desejadas. Se as imagens da expulsão do bebê, por exemplo, estão muitas vezes ausentes nos exercícios de imagens mentais, elas podem ser induzidas pela observação de filmes ou de fotografias explícitas sobre o tema. Durante a prática das imagens mentais, estas representações, associadas às mensagens positivas do tipo "Eu sei como expulsar e sou capaz disso", criam imagens favoráveis para a expulsão.

Por outro lado, a repetição de uma imagem negativa do tipo "Eu dou à luz e não sei o que fazer para aliviar a minha dor", bloquearia a criatividade e induziria a impotência como resposta à dor.

Se, ao contrário, dizemos: "No parto, eu vou utilizar bem as respirações e elas me serão de muita ajuda para gerenciar minha dor", é evidente que a nova imagem é muito mais útil para aplicar as estratégias aprendidas para reduzir a dor.

O que imaginar

As imagens mentais podem abarcar um roteiro completo ou apenas uma pequena cena. Vamos pensar mais uma vez no nascimento. Um dos exercícios propostos no fim deste capítulo descreve o parto, desde o desencadeamento das contrações até os momentos após o nascimento. Você pode imaginar todas as etapas intermediárias (respirações, intervenções, reações, etc.). Esse é o roteiro global.

Eventualmente, você pode imaginar algumas cenas como o estiramento dos músculos do períneo com o objetivo de dar mais atenção a um músculo flexível, que responde favoravelmente ao estresse da passagem da cabeça do bebê.

Esse tipo de imagens mentais se refere a uma parte do roteiro. Você pode praticar mesmo sem estar relaxada, principalmente quando está distraída. Durante esses momentos são as imagens das partes menos conscientes que emergem, ainda que o relaxamento não tenha precedido o exercício.

O conteúdo das sessões de imagens mentais deve ser positivo, variado e flexível. Os modelos estagnantes, rígidos, devem ser evitados, pois nos impedem de nos preparar para enfrentar os eventuais roteiros diferentes.

Evite ter objetivos elevados demais para o parto: nenhuma intervenção médica, nenhuma perda de controle, esta posição ou aquele papel para o companheiro, etc. De preferência, foque em um objetivo simples e realista, por exemplo: a mãe e o bebê estão com boa saúde. Os fatores de irritação serão mínimos e a percepção de sucesso, melhor.

A preparação pré-natal deve servir para definir as esferas de poder e de influência de cada um. Podemos decidir nossa atitude diante das situações imprevistas, escolher praticar ou não essa técnica para gerenciar a dor. Não podemos decidir a duração do trabalho de parto, a força das contrações, a reação do bebê às contrações, o seu peso ou a sua posição de expulsão. Com essas diferentes variáveis, é possível que a indução médica do trabalho de parto, o monitor fetal, o fórceps, a ventosa ou a cesariana sejam necessários para garantir a segurança da mãe e do bebê.

Se a imagem visualizada for muito precisa ou ambiciosa, nas esferas que estão fora de nosso controle, teremos decepções após o nascimento. Nós devemos procurar mais fixar nossa atenção nos objetivos realistas e nas atitudes que podemos controlar: "Pouco importa o que vai acontecer; estaremos calmos e confiantes".

Instruções de base

Fixe objetivos realistas, que lhe deixem uma boa margem de manobra. Distinga os elementos que você pode controlar, aqueles que você pode influenciar e aqueles que estão fora do seu controle.

1. Defina um plano de ação para atingir o seu objetivo. Por exemplo:
   a. fazer cursos de preparação para o nascimento;
   b. fazer os exercícios;
   c. praticar técnicas de modulação da dor.
2. Imagine as cenas que parecem incomodá-la mais.
Se necessário, recorra a filmes e a fotografias para ajudá-la.
3. Imagine inúmeros roteiros e induza imagens positivas como: "Estou bem e sou capaz de gerenciar minha dor". Repita com frequência palavras-chave, como: "Estou calma e confiante".
4. Quando você tiver fixado os seus objetivos e tiver aplicado o seu plano de ação, confie na vida e relaxe.[71][72][73]

---

71. Clément, J., *Relaxation et visualisation par l'imagerie mentale*, Les éditions du IIIe Millénaire, Sherbrooke, 1991, 212 páginas.
72. Gawain, S., *Techniques de visualisation créative*, éditions Vivez Soleil, 9ª edição, 1991, 185 páginas.
73. Klemp, H., *The spiritual exercise of Eck*, Eckankar, Minneapolis, 1993, 306 páginas.

Exercícios de imagens mentais

Instruções gerais

- Antes de iniciar as imagens mentais, mergulhe em um estado de descontração com a prática do relaxamento muscular progressivo ou do relaxamento autógeno (ver capítulo 7)
- Fique em uma das posições de relaxamento.
- Se você escolher a posição sentada, mantenha as costas retas, os pés reto no chão e os braços em uma posição confortável.
- Mantenha os olhos fechados.
- Observe como a respiração desacelera e se regulariza, e como os músculos se descontraem.
  - Durante o exercício de imagens mentais, observe o que você sente e como reage. Você está se concentrando bem?
  - As imagens que você percebe são claras?
  - As cenas encadeiam-se suavemente ou são bruscas?
  - De maneira geral, o que você pode melhorar?

Roteiro 1: Preparar o parto

OBJETIVO

Imaginar as diferentes etapas do parto.

PLANO DE AÇÃO

1. Revisar o documento síntese anexo.
2. Continuar a prática dos exercícios de respiração.
3. Revisar as etapas da massagem.
4. Revisar as posições de trabalho de parto.
5. Imaginar a abertura do colo, de 1 a 10 cm.
6. Imaginar a descida do bebê.

GENERALIDADES

Você deve praticar este roteiro:
- regularmente;
- completamente ou pouco a pouco;
- variando:
  - a duração do trabalho;
  - o lugar do parto;
  - a utilização das técnicas para modular a dor;
  - as posições.

O roteiro proposto compreende a participação do casal no nascimento e se dirige mais às mulheres que dão à luz o seu primeiro bebê.

Se você já deu à luz, reduza os prazos e saia de casa quando as contrações são a cada dez minutos depois de uma hora.

Se você está sozinha ou acompanhada por uma pessoa que não é o seu companheiro, ajuste o roteiro se necessário.

Roteiro

Estamos em casa, um domingo à noite, e tudo está tranquilo. Minha gravidez está no fim e nos sentimos bem. Há dois dias, tive contrações. Com certeza era um falso trabalho de parto, uma vez que sua frequência não era regular, a intensidade não variava e o repouso as fazia cessar.

Desde esta tarde, alguma coisa diferente se passou. Nós fomos andar e tomar um pouco de ar e minhas contrações são diferentes. Elas estão cada vez mais próximas, no início a cada 15-20 minutos, em seguida a cada 8-10 minutos. Elas também são cada vez mais intensas.

Há cerca de uma hora, minhas contrações acontecem a cada cinco minutos. Um banho relaxante, seguido de um repouso, nada mudou na frequência nem na intensidade das contrações. Como temos a impressão de se tratar do verdadeiro trabalho de parto, nós nos preparamos para ir para o lugar onde desejamos viver o nascimento de nosso filho. Não precisamos nos apressar e nos sentimos calmos e confiantes, nossas malas foram preparadas com antecedência.

O trajeto de carro está tranquilo, o trânsito flui a esta hora da noite. São quase 22 horas e chegamos ao destino. Encontramos um estacionamento sem problemas e, apesar das minhas contrações, andamos até o prédio. Nós nos sentimos calmos e confiantes.

Ultrapassamos as diferentes etapas da inscrição e escolhemos o lugar onde se desenrolará o parto. Minhas contrações continuam; elas são de intensidade média e a respiração abdominal basta para descontrair o meu corpo. A cada contração, penso em relaxar o períneo relaxando as nádegas.

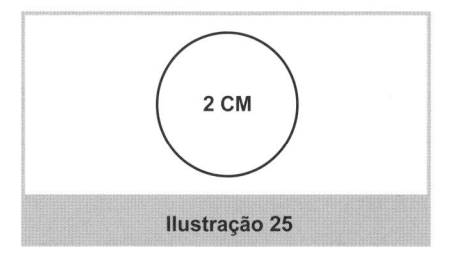

2 CM

Ilustração 25

O primeiro exame ginecológico revela que o colo do útero está com dois centímetros de dilatação.

Isto é bom. Sabemos que várias contrações deverão agir para dilatar completamente o colo. Permanecemos calmos e confiantes.

Eu estou bem e nosso filho também. Minhas contrações continuam durante a noite e se tornam cada vez intensas e frequentes.

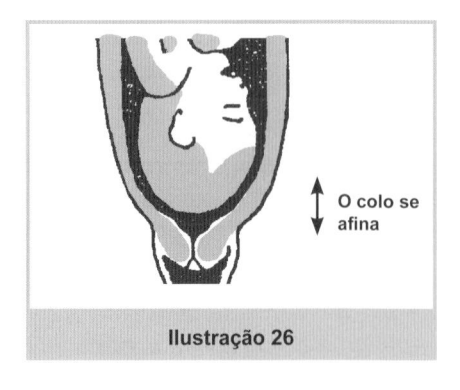

O colo se afina

Ilustração 26

Apesar da fase de latência e do colo que amolece e se dilata pouco, estamos confiantes e calmos.

Nós esperamos pacientemente a dilatação completa do colo. As respirações e as diferentes posições nos ajudam a manter um nível de energia conveniente. As massagens de acupressão favorecem as contrações regulares e intensas. Esforço-me para relaxar o períneo profundo e para descontrair as nádegas a cada contração, e isto me alivia.

vômitos, transpiração e arrepios se sucedem. Apesar disto, estamos calmos e confiantes; as técnicas para modular a dor ajudam realmente. Durante uma contração, a respiração rápida ou cantante mantém minha atenção em outra coisa além da contração.

Fico nas posições que favorecem a prática das massagens e o estímulo doloroso nas zonas reflexas (B 31 a 34 ou VB 30) me ajudam consideravelmente.

Entre as contrações, a massagem suave do sacro amortece essa zona particularmente tensa.

Nós nos mexemos e falamos pouco durante as contrações: isto nos ajuda a permanecer concentrados.

Finalmente, por volta das 11 horas, meu colo se dilata completamente. Estamos muito satisfeitos; sabemos que a próxima etapa será diferente da primeira.

A posição agachada, com os braços suspensos, ajuda a fazer descer o bebê até a vulva.

Fig. 87

Fig. 88

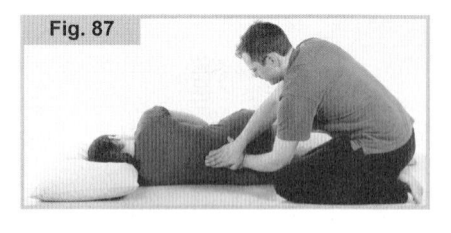

Por volta das 7 horas, a fase ativa se inicia. Minhas contrações são muito intensas e próximas, com uma duração de 60 a 90 segundos. Por ondas, náuseas,

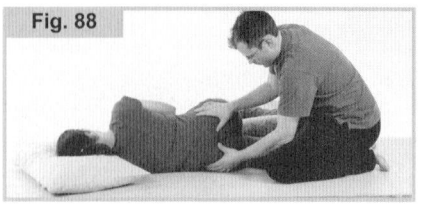

Depois, sinto o reflexo expulsivo, uma força interior que se desencadeia a despeito da minha vontade. A contração reflexa do

Fig. 89

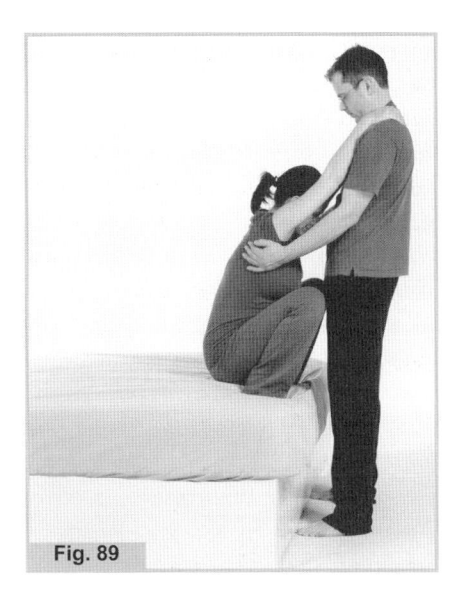

útero guia o empurrão. Isso se assemelha ao reflexo que se produz durante o vômito. Sinto a contração involuntária do músculo abdominal que age para fazer descer o bebê. Esse músculo tensiona e faz entrar o umbigo.

Cada contração faz descer o bebê. Estamos sempre calmos e confiantes. Estou em posição expulsiva.

Do lado de fora, vemos a cabeça do bebê aparecer.

Enquanto ele mergulha para sair, o períneo se estica sob a sua pressão.

Graças às contrações seguintes, a cabeça aparece suavemente com o nariz virado para o chão. Em seguida, ela gira ligeiramente.

Os ombros, o tronco, a bacia e as pernas vêm depois.

A criança nasceu. Estamos felizes e satisfeitos. Mamãe, papai e o bebê estão bem.

Os próximos minutos servem para a expulsão da placenta. Com

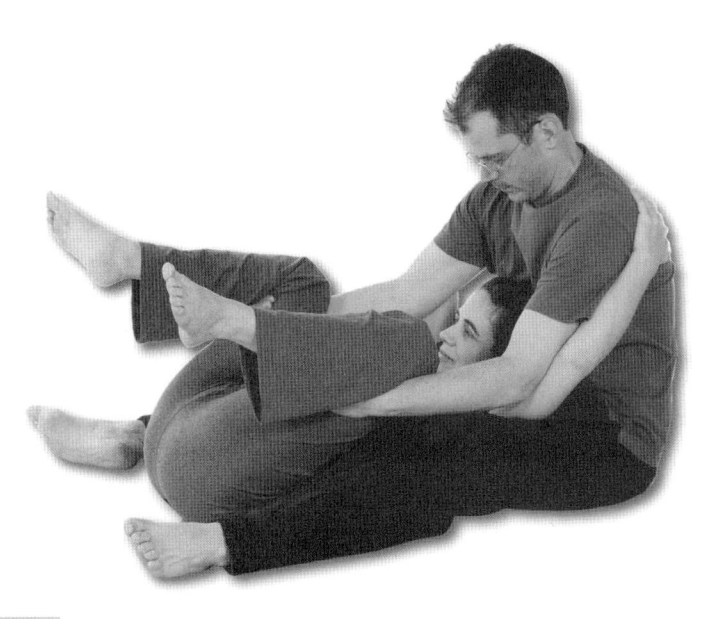

Fig. 90

Ilustração 27

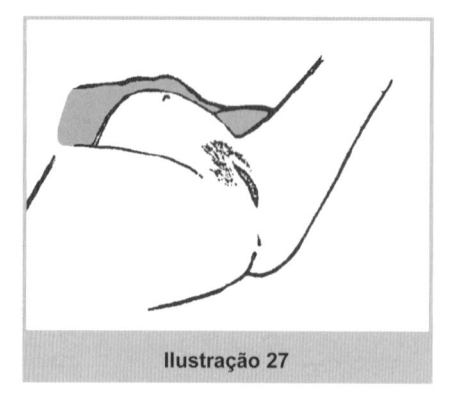

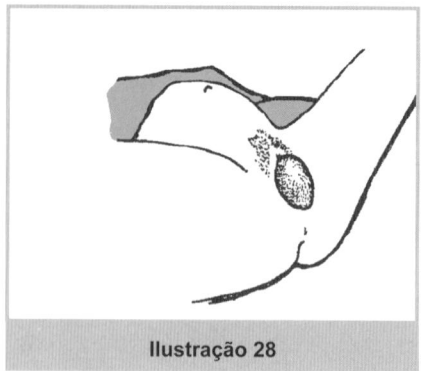

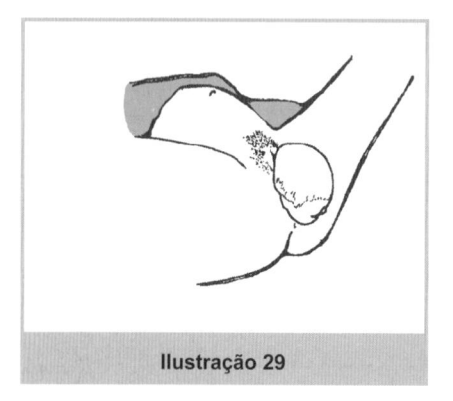

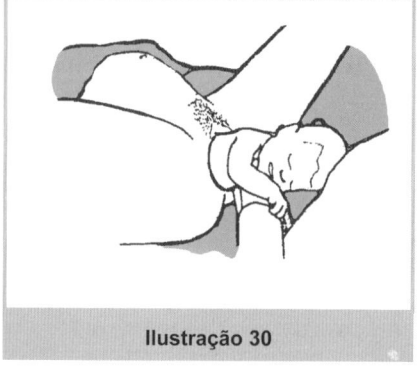

Ilustração 28

Ilustração 29

Ilustração 30

a ajuda da contração, o empurrão acontece da mesma maneira do que acaba de ser praticado. A massagem do abdome faz o útero se contrair e ele para de sangrar. Estamos muito satisfeitos e orgulhosos.

No fim do exercício, nós imaginamos ao nosso redor uma espiral de luz que acalma e tranquiliza. Nós a começamos em volta da cabeça e a fazemos descer até os pés e retornar para a cabeça.

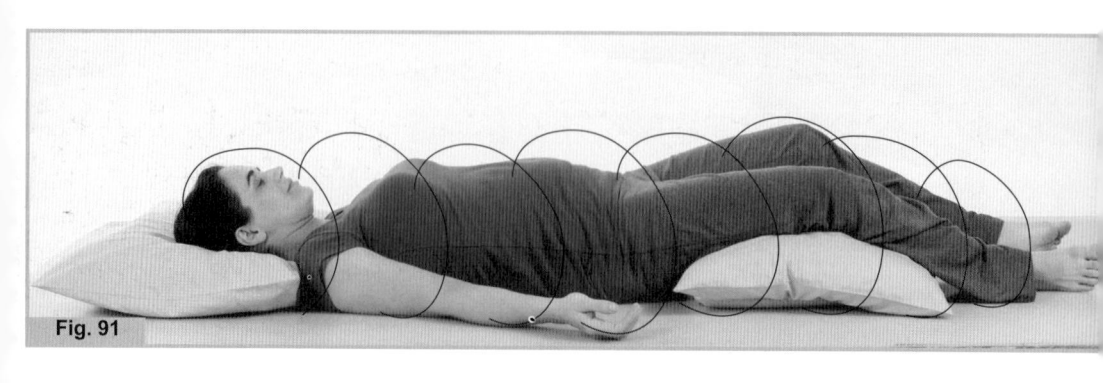

Fig. 91

Roteiro 2: Imaginar a expulsão

OBJETIVO

Imaginar a descida do bebê para facilitar a expulsão.

PLANO DE AÇÃO

- Repetir os exercícios para os músculos abdominais.
- Imaginar as etapas da respiração expulsiva.
- Revisar as posições da fase da expulsão.
- Imaginar a descida do bebê.

ROTEIRO

Mergulhe em um estado de relaxamento.

Você é o bebê no interior do ventre de sua mãe em trabalho de parto.

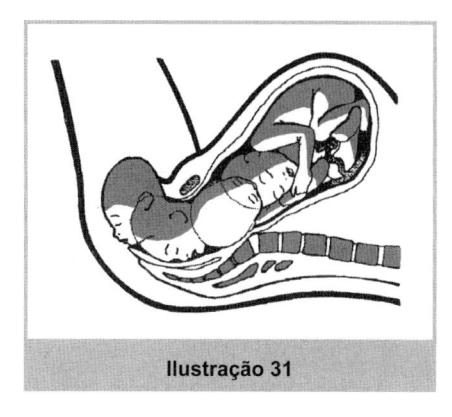

Ilustração 31

Estou bem na barriga de minha mãe. Eu me banho no líquido e me sinto confortável. Escuto o coração de minha mãe. Reconheço sua voz e a do meu pai. É tranquilizador e me sinto calmo.

Sinto uma pressão contra as costas e as nádegas. Sem dúvida é uma contração. É como se meu corpo estivesse sendo aspirado para baixo. Sinto-me ao mesmo tempo puxado e empurrado. Sinto que deslizo e que a parte de cima de minha cabeça está apoiada contra alguma coisa. Talvez seja o assoalho pélvico ou a vulva de minha mamãe. Sinto um frescor. Meu corpo desliza para baixo e me encontro na vulva: o alto da cabeça, a testa, o nariz, a boca e o queixo avançam. Minha cabeça gira sozinha e o resto do meu corpo acompanha.

Eu vejo a luz. E acho até mesmo que ela é azul. Sinto um corpo quente contra o meu. Acabam de me colocar sobre a barriga de minha mãe. À minha volta, o ambiente está calmo e descontraído. Eu me sinto bem.

Uma adequada preparação mental deveria resultar em roteiros que levam em conta a particularidade de cada parto. Uma habilidade para se adaptar aos imprevistos do nascimento e a convicção de que as técnicas para gerenciar a dor dão alívio a você são elementos essenciais para vivenciar o nascimento de seu filho de maneira satisfatória. O grande desafio dessa aventura é saber ser responsável e pôr tudo em ação para se ajudar. Em seguida, é preciso se abandonar e se entregar com desapego às forças da natureza.

Epílogo

As mulheres querem obter informação sobre a gravidez e o parto, ser mais consultadas, participar do nascimento estando acordadas, e querem se beneficiar do apoio de seus companheiros. Essas atitudes humanizam o nascimento e satisfazem profundamente os pais.

As parteiras, as casas de nascimentos, as clínicas de maternidade e os centros hospitalares procuram criar um ambiente familiar que evoca o ambiente do lar e onde o casal vivencia o trabalho de parto e o parto sem que precisem se deslocar.

A maneira de dar à luz e o lugar do parto ainda são questões importantes. Cada vez mais, os pais exigem lugares de nascimento adaptados às suas necessidades. Eles desejam um mínimo de intervenções sem, no entanto, comprometer a segurança da mãe e da criança. Pouco importa onde o nascimento acontece, o ambiente escolhido deve ser seguro e deve poder responder às urgências do momento. Os profissionais devem ser qualificados e competentes para perceber as anomalias na evolução do trabalho de parto e, se necessário, colocar rapidamente a mulher em contato com os especialistas.

Para tomar uma decisão esclarecida sobre o lugar de nascimento, o casal deve discutir entre si e com profissionais qualificados. Não se esqueçam de que não é apenas o ambiente físico e o número de intervenções que determinam a satisfação na hora do parto. A atmosfera na qual se desenrola esse acontecimento também desempenha um papel determinante. Escolham um lugar em que vocês se sintam em segurança e uma equipe com a qual exista uma cumplicidade. Esses fatores são importantes para vivenciar esse acontecimento em um clima de confiança e de descontração.

Confiança e calma permanecem atitudes básicas que permitem que vocês mantenham o sangue-frio e se adaptem a todos os imponderáveis do nascimento. Definir bem nossas responsabilidades e as dos profissionais é a garantia de uma vivência harmoniosa durante esse acontecimento. Essa etapa prepara a união de vocês com o seu filho.

Ao longo de seu processo de maturação, o casal terá de superar diferentes etapas que terão um efeito em suas relações. O nascimento da família impõe estresse, mudanças e adaptação.

Cuidem de sua relação de casal. Ela é a base de sua família. Tenham o hábito de consagrar algum tempo ao casal: as noites de sexta-feira sem os filhos e eventualmente alguns dias de folga para recarregar as baterias e renovar o amor entre vocês dois. Deem-se todas as chances de viver plenamente a experiência de serem pais, pois é um compromisso para toda a vida.

Graças às técnicas ensinadas neste livro, com certeza vocês terão descoberto como é possível compreenderem-se melhor e ajudarem-se mutuamente. Vocês irão preferir algumas técnicas – respirações, exercícios, massagens, relaxamento e imagens mentais. Pouco importa aquelas que vocês conservam, o importante é que possam trabalhar juntos para encontrar um conforto nos períodos difíceis.

Após o nascimento de seu filho, talvez vocês experimentem uma dificuldade para se adaptar às várias mudanças que a vida familiar exige. Não hesitem em pedir ajuda. Vocês não são os únicos que às vezes se sentem sobrecarregados e isolados. Peçam ajuda à família, aos amigos e à sua comunidade. Essas pessoas poderão ajudá-los ao longo dessa transição.

Quadro síntese dos estágios, contrações, respirações, posições, massagens

Estágio	Duração	Tipo de contração	Técnica respiratória	Tipo de contração e ajuste
Estágio 1: Fase de latência	*Primeira gravidez:* de 6 a 8 horas (máximo de 20 horas) *Gravidezes seguintes:* De 4 a 6 horas (máximo de 14 horas).	**Intensidade:** De fraca a média **Forma:** Onda suave, atinge seu limite e diminui. **Duração:** De 30 a 45 segundos, às vezes mais longa. **Intervalos entre duas contrações:** De 5 a 20 minutos.	Pratique a respiração abdominal.	A contração pode ser mais intensa. Prepare-se para respirar ou cantar.

		Intensidade: Moderada a forte.	Pratique a respiração abdominal antes e depois de cada contração.	Durante a contração, pratique **a respiração abdominal, rápida ou cantante.**
		Forma: A onda atinge um limite mais elevado; sua amplitude é mais longa.		
		Duração: 60 segundos.		
		Intervalo entre duas contrações: De 2 a 5 minutos.		

Estado da mãe	Papel do acompanhante	Posições para conforto	Massagens
Agitada, às vezes ligeiramente ansiosa. Bom nível de energia	Ajude a manter um ambiente calmo. Não se apresse em ir para o hospital; para a primeira gestação, espere que as contrações sejam regulares a cada 5 minutos após 1 hora, e a cada 10 minutos após uma hora para as gravidezes seguintes.	Evite permanecer deitada durante esse período. Ande ou escolha uma posição confortável. Balance a bacia enquanto respira.	***Entre as contrações:*** Crie um estímulo não doloroso massageando o abdome com a ponta dos dedos com movimentos circulares. Esfregue ligeiramente o sacro de baixo para cima.
Trabalhe bem. Sinta-se bem. Gerencie a dor das contrações fortes	Ajude a mulher a se descontrair entre as contrações. Ofereça-lhe amor e apoio. Enxugue a sua boca e a testa. Coloque os travesseiros. Reconforte-a.	A mesma coisa. Relaxe as pernas, as nádegas, os abdominais e todo o corpo durante a contração. O companheiro apoia o peso do corpo.	Contorne o quadril com a mão a partir do sacro. ***Durante as contrações:*** Crie um estímulo doloroso apoiando sobre as zonas reflexas B 31 a B 34, VB 30 ou IG 4. Um estímulo doloroso pode ser criado em todas as outras zonas reflexas (facultativo).

Estágio	Duração	Tipo de contração	Técnica de respiração	Tipo de contração e ajuste
Estágio 1: Fase ativa *(dilatação de até 10 cm)*	*Primeira gravidez:* de 4 a 6 horas (máximo de 11 a 12 horas) *Gravidezes seguintes:* De 2 a 3 horas (máximo de 4 a 5 horas).	**Intensidade:** Muito forte. **Forma:** Começa bruscamente, atinge vários níveis e cede rapidamente. **Duração:** De 60 a 90 segundos, até 2 minutos. **Intervalos entre duas contrações:** De 30 a 90 segundos.	Pratique a ***respiração abdominal, rápida ou cantante***. Entre as contrações pratique a respiração abdominal e repouse.	Combata a vontade de empurrar mudando de posição. Por exemplo, fique de quatro. Pratique a ***respiração abdominal com a boca aberta***. Faça o melhor que você puder esperando a dilatação do colo.

Estágio 2: ***Expulsão do bebê (dilatação completa)***	***Primeira gravidez:*** 1 hora (máximo de 3 horas). ***Gravidezes seguintes:*** 1 hora (máximo de 3 horas).	***Intensidade:*** Forte. ***Duração:*** 60 segundos. ***Intervalo entre duas contrações:*** De 1 a 3 minutos.	Espere o reflexo expulsivo ou pratique a respiração expulsiva. Expire lentamente encolhendo o umbigo.	
Estágio 3: ***Expulsão da placenta (dilatação completa)***	Em geral, a expulsão acontece dentro dos 30 minutos após a expulsão.	Exige pouco esforço da mãe.	Durante as contrações, continue praticando as técnicas para modular a dor.	

Estado da mãe	Papel do acompanhante	Posições para conforto	Massagens
Pode se sentir sobrecarregada pela amplitude e pela força das contrações. Pode sentir náuseas, sentir-se ansiosa e perturbada. Pode suar abundantemente. Pode ter dificuldade para relaxar entre as contrações.	Seja solícito e calmo. Ajude a mulher na prática das respirações, das posições e das massagens. Lembre-a de que o nascimento é iminente.	Se necessário, tome uma posição que permita relaxar o máximo possível os músculos da barriga, as nádegas e as pernas. O companheiro apoia o peso do corpo. As posições sentada, meio sentada, deitada de lado, agachada, ou a posição de quatro podem ser praticadas. Deixe o feto descer até a vulva.	A mesma coisa da fase de latência.
Retomada de energia. Minimize as perdas de energia. Exige muito mais esforço, mas promete uma bela recompensa.	Intervenha se observar que a mulher não expulsa segundo as indicações recebidas. Seja carinhoso e firme ao mesmo tempo.	Tome a posição de costas, suspensa, com os joelhos dobrados (fig. 63) para facilitar a expulsão. Relaxe as nádegas.	A mesma coisa da fase de latência.
Feliz, aliviada, calma e descontraída.	Mesma coisa.		

Anexo

A mala da mãe

- Escova de dente e pasta de dente
- Pente e escova de cabelos
- Desodorante
- Sabonete
- Compressas para os seios
- Absorventes higiênicos
- Calcinhas (2)
- Sutiãs (2)
- Camisolas leves, abertas para ajudar no aleitamento
- Penhoar
- Pantufas/chinelos
- Lápis ou caneta
- Nome e número de telefone das pessoas que devem ser avisadas do nascimento
- Roupa para sair do centro hospitalar (tamanho para o 4º mês de gestação)
- Cartão do seguro médico
- Cartão do hospital
- Papéis do seguro hospitalar
- Número da previdência social

Nota: Prepare sua mala pelo menos quatro semanas antes da data prevista para o parto.

Mala do bebê

- Camiseta sem manga
- Macacão
- Gorro
- Casaquinho de malha
- Se for o inverno, preveja um conjunto de lã e um conjunto de inverno
- Manta pequena para embrulhar
- Uma manta maior para proteger do vento, mesmo no verão
- Cadeirinha para o carro

Mala do companheiro

- Creme para os lábios
- Dois pares de meias para a mulher e para o companheiro
- Óleo de massagem
- Caneta marca-texto ou canetinha para marcar os pontos de acupressão

- Leitora de CDs e discos de música suave
- Goma de mascar e antisséptico bucal para ter um bom hálito
- Refeições leves (no quarto evite comer alimentos que tenham um odor forte e possam causar náuseas)
- Casacos leves de malha com mangas curtas (2)
- Roupas de baixo para troca
- Bolas de borracha macias (2) para fazer uma compressão nos músculos piriformes em caso de dores nas costas

Enxoval do bebê

ROUPAS
- Macacão de algodão de mangas curtas (6)
- Macacão de mangas compridas (tamanho de 0 a 3 meses) (1 ou 2)
- Macacão de mangas compridas (tamanho de 3 a 6 meses) (4 a 6)
- Fraldas de algodão (2 ou 3 dúzias)
- Alfinetes de pressão (6)
- Sacos de fraldas descartáveis (2 ou 3)
- Calça plástica (facultativo) (6)
- Cobertores leves (6)
- Babador
- Lençóis (3)
- Casaquinho de malha
- Gorro
- Sapatinhos (tamanho 6 meses) (2 ou 3 pares)

- Cobertor quente, de lã, de preferência
- Bolsa para as fraldas
- Leite em pó para bebê caso ele não seja amamentado

NÉCESSAIRE DE TOALETE
- Banheira (facultativo)
- Lenços de toalete (4)
- Hastes de higiene flexíveis
- Algodão
- Álcool
- Termômetro retal
- Tesoura com as bordas redondas
- Sabonete suave
- Óleo não perfumado

MOBILIÁRIO
- Cadeirinha para o carro
- Berço seguro e com colchão firme
- Mesa para troca de fraldas (facultativo)

Glossário

Acupressão: Terapia de origem chinesa que consiste na aplicação de uma pressão firme sobre pontos cutâneos precisos.

Acupuntura: Terapia de origem chinesa que consiste na introdução superficial de agulhas muito finas nos pontos cutâneos precisos.

Analgesia: Termo geral que designa o desaparecimento da percepção dolorida, pouco importa a técnica empregada.

Anestesia: Ausência ou desaparecimento de um ou de vários tipos de sensibilidades.

Anestesia peridural lombar: Método de anestesia local empregado ao longo do trabalho de parto ou de uma cesariana que visa reduzir as sensações dolorosas ligadas ao nascimento.

Autógeno (relaxamento): Que é feito para si próprio.

Deslocamento pélvico: Exercício destinado a atenuar as dores nas costas e a tonificar os músculos abdominais.

Cesariana: Intervenção cirúrgica que consiste em fazer uma incisão no útero da mulher grávida para retirar o feto e a placenta.

Quarto de nascimento: Quarto onde o trabalho de parto e o parto podem acontecer.

Colo do útero: Parte inferior do útero que se abre na vagina.

Contração: Encolhimento e diminuição dos músculos do útero ao longo do trabalho de parto, contribui para a descida do feto.

Contratura: Contração muscular involuntária.

Diástase dos músculos reto abdominais: Afastamento entre os músculos reto abdominais, provocando uma abertura da parede abdominal. Na mulher, ele às vezes aparece depois de vários partos ou depois de uma gravidez múltipla (gêmeos).

Distensão: Alongamento, alargamento e inchaço de um corpo elástico sob tensão.

Dor: Experiência sensorial e emocional desagradável resultante de uma lesão tecidual real ou potencial. A dor é uma experiência subjetiva associada à nossa percepção do acontecimento e influenciada por nossas experiências passadas.

Apagamento do colo: Afinamento e diminuição do colo do útero que se produz no final da gravidez e ao longo do trabalho de parto.

Massagem abdominal com a ponta dos dedos: Método de alívio da dor que consiste em passar suavemente a ponta dos dedos sobre o abdome.

Endorfinas: Substâncias presentes em diversas estruturas do sistema nervoso central e dotadas de uma poderosa ação sedativa e analgésica.

Epidural: Ver *Anestesia peridural lombar*.

Episiotomia: Corte cirúrgico do períneo destinado a aumentar o orifício vulvar e facilitar a saída do bebê.

Fáscia: Membrana do tecido conjuntivo que envolve grupos de músculos e alguns órgãos de que ela garante a sustentação.

Falsas contrações: Contrações intermitentes e indolores do útero que se produzem de 10 a 20 minutos. Elas são mais frequentes no fim da gravidez.

Falso trabalho de parto: Contrações regulares ou não do útero, às vezes bastante intensas, que podem se assemelhar ao trabalho de parto verdadeiro, mas que não produzem a dilatação do colo.

Hipertensão: Elevação da pressão arterial em repouso.

Hiperventilação: Respiração anormalmente profunda ou rápida, normalmente causada pela ansiedade. A hiperventilação provoca uma taxa anormal de gás carbônico no sangue.

Hipotensão: Diminuição da pressão arterial.

Imagens mentais: Atividade de produção de imagens mentais.

Meridiano: Trajeto de circulação da energia no corpo, empregado na acupuntura e na acupressão. Os meridianos formam uma rede que liga os diferentes elementos internos e externos do corpo e regulariza o funcionamento do organismo por inteiro.

Modulação da dor: Variação ou mudança da dor graças a diferentes procedimentos físicos, psicológicos ou farmacológicos.

Monitoramento fetal: Registro do eletrocardiograma e da frequência cardíaca do feto por um monitor eletrônico que permite a detecção de problemas e de sua eventual correção.

Neurofisiologia: Estudo do funcionamento do sistema nervoso.

Glossário

Peridural: ver *Anestesia peridural lombar.*

Períneo: Triângulo de tecidos fibromusculares situado entre a vagina e o ânus na mulher, entre o escroto e o ânus no homem.

Perda do tampão mucoso: Sinal precursor do trabalho de parto. A perda do tampão mucoso é acompanhada pelo corrimento de uma pequena quantidade de sangue proveniente dos capilares expostos do colo do útero.

Farmacológicas (intervenções): Intervenções que utilizam medicamentos.

Placenta: Órgão que une o feto à parede uterina e permite as trocas de gás carbônico e de matérias nutritivas.

Assoalho pélvico: Conjunto de músculos que cobrem o assoalho da pequena bacia.

Apresentação sentado: O bebê se apresenta de nádegas e/ou com os pés (e não de cabeça) no momento do parto.

Relaxina: Hormônio secretado pelo corpo lúteo, que torna o osso pubiano flexível e produz a dilatação do colo.

Sedativo: Produto farmacológico ou não, que mantém a pessoa acordada, mas relativamente mais calma.

Trabalho de parto: Processo que permite a expulsão do bebê do útero.

Útero: Órgão oco e muscular no qual se implanta o óvulo fecundado e onde o feto em desenvolvimento é alimentado até o parto.

Vagina: Tubo músculo-membranoso que reúne os órgãos genitais externos ao útero.

Veia cava: Vaso que conduz o sangue para o coração, drenando a circulação em geral.

Visualização: Percepção de uma imagem criada pela vontade como sensação visual objetiva.

Vulva: Órgãos genitais externos da mulher.

Zona reflexa: Zona cutânea cujo estímulo, mesmo suave, desencadeia dores locais e próximas.

Este livro foi composto em Times New Roman, corpo 11,5/13.
Papel Offset 75g
Impressão e Acabamento
Hr Gráfica e Editora – Rua Serra de Paraicana, 716 – Mooca – São Paulo/SP
CEP 03107-020 – Tel.: (011) 3341-6444 – e-mail: vendas@hrgrafica.com.br